専門医が教える

声が出にくくなったら読む本

山王病院　東京ボイスセンター長
渡邊雄介

あさ出版

あなたは、こういったことで悩んでいませんか？

□話し始めの声が出にくい
□長く話すと声がかれる
□歌うとのどが苦しい
□夜になるにつれて声が出なくなる
□のどが詰まった感じがする

□あいさつなどの簡単な言葉もつまってしまう

□話していると声がとぎれる

□話すと声がふるえる

□音程がうまく合わせられない

□風邪が治ったあと声がかすれる

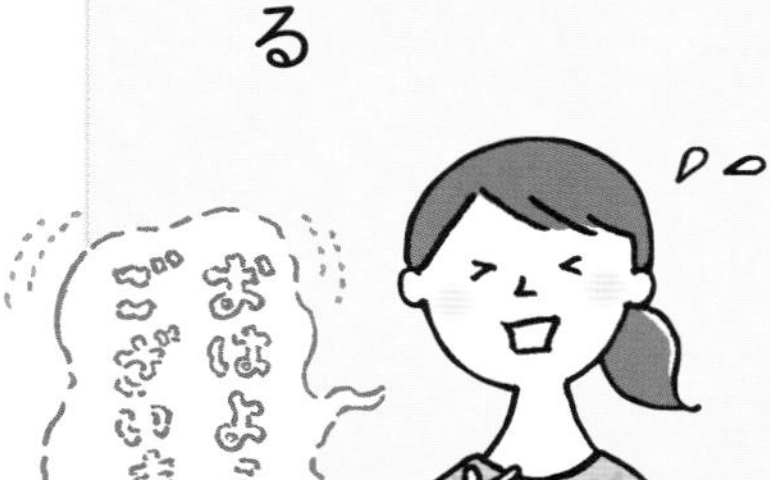

当てはまる症状が1つでもあるなら
あなたは、**「音声障害」**かもしれません。

「音声障害」の原因は、

声帯の萎縮

声帯の麻《ま》痺《ひ》

ポリープ・結節

がん

声帯の緊張

加齢

声帯の炎症

など、さまざまです。

つまり、
声の不調を放っておくと、
場合によっては、

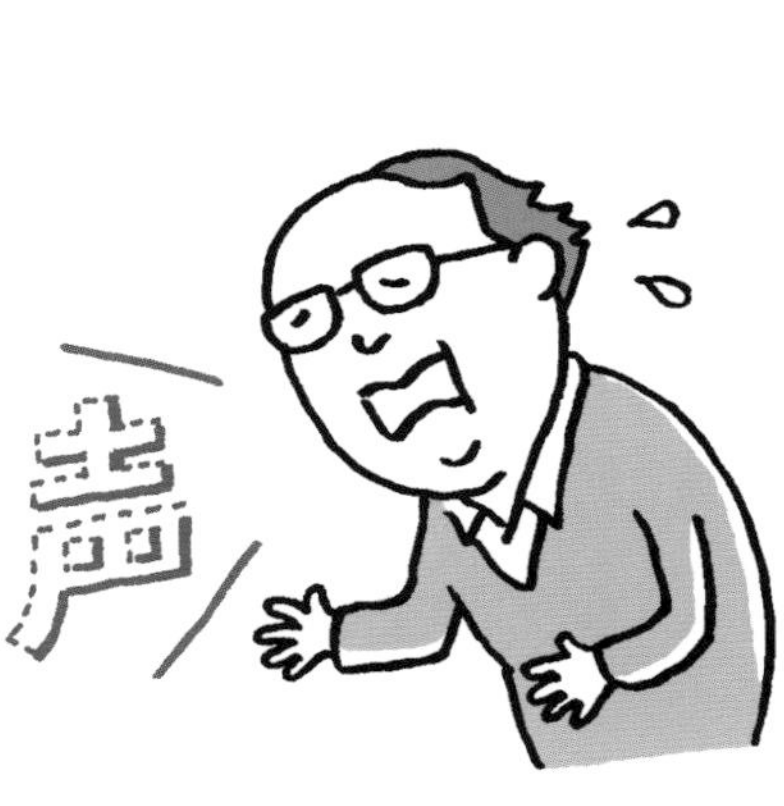

声がまったく**出なくなったり**、**命にかかわる状態**に陥ったりすることもあるのです。

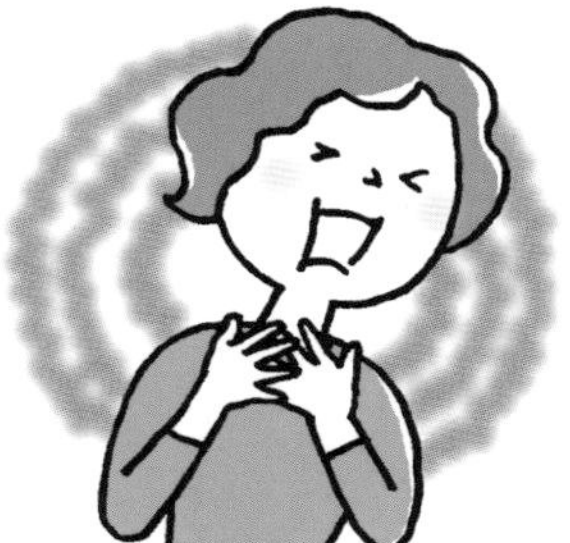

ところが、

・専門的に診ることができる医師が少ない
・医学的に正しくない情報があふれている
・命にかかわる病気ではないと思われがちである

といった理由から、

音声障害は発見されづらかったり、
患者さん自身が
ほかの病気と勘違いしてしまったりして、
間違った対策を選ぶ人が多くいます。

本書では、

声の不調に悩む人のために、

医学的に正しい声の治療法や、

信頼できる医師・病院を探すヒントを

紹介します。

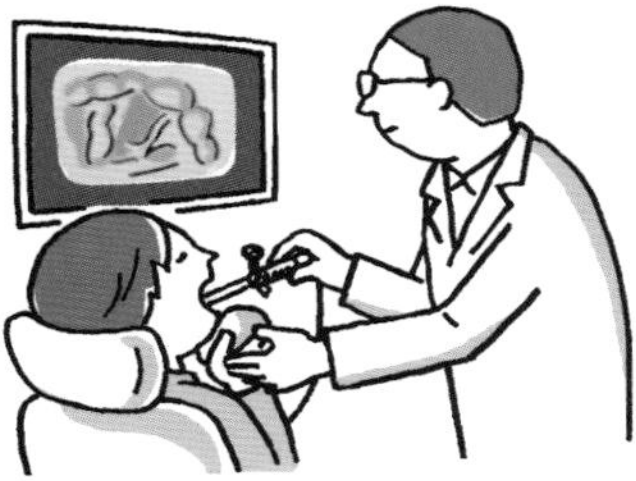

喉頭ストロボスコープ検査
→ 69 ページ

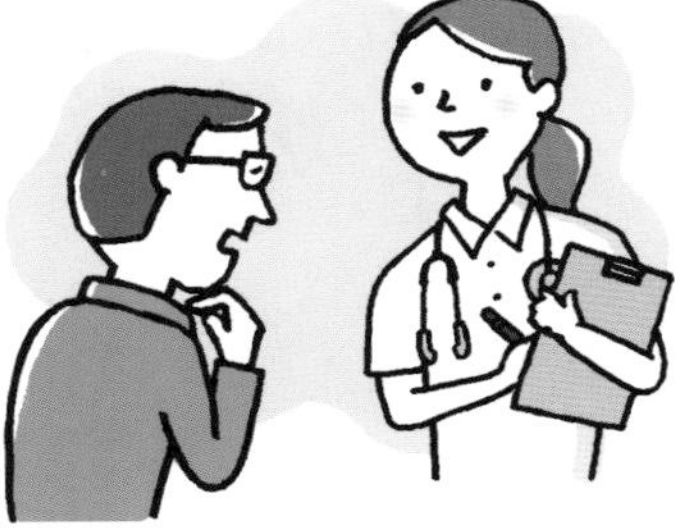

言語聴覚士による
音声治療
→ 78 ページ

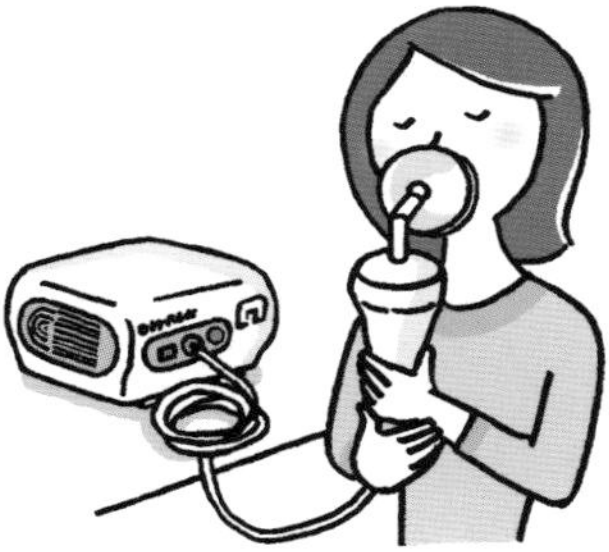

薬吸（ネブライザー）
→ 94 ページ

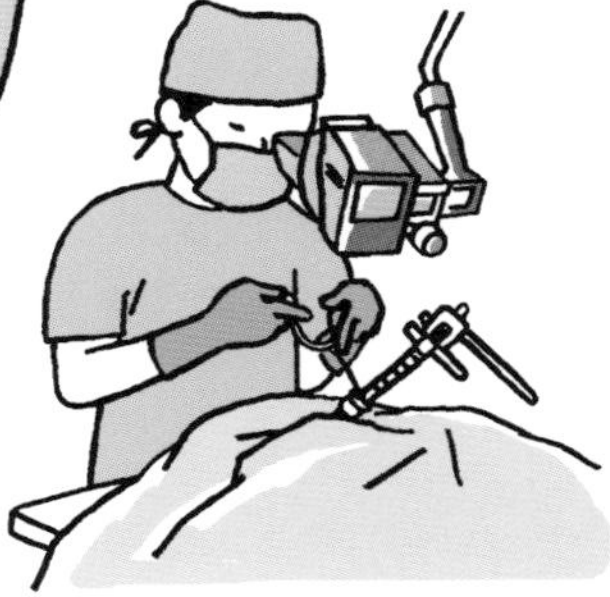

手術
→ 98 ページ

また、自分でできる
声の不調を改善するトレーニング、
「声筋《こえきん》」（のどの筋肉）を鍛える
トレーニングも
掲載しています。

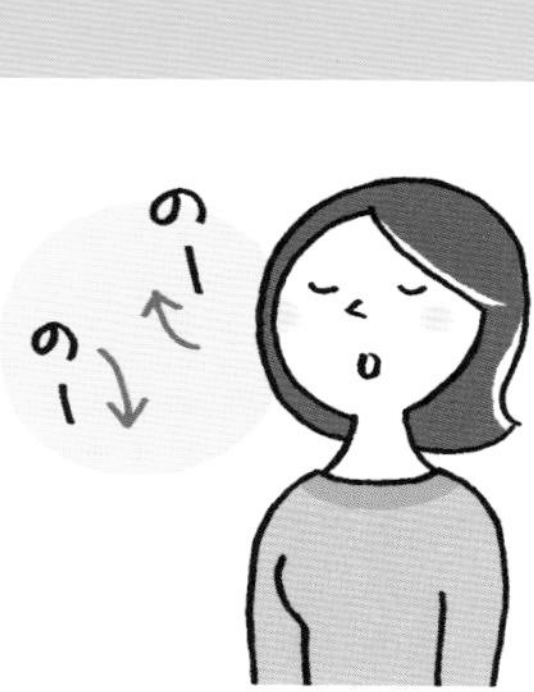

の⤴の⤵発声法
→ 189 ページ

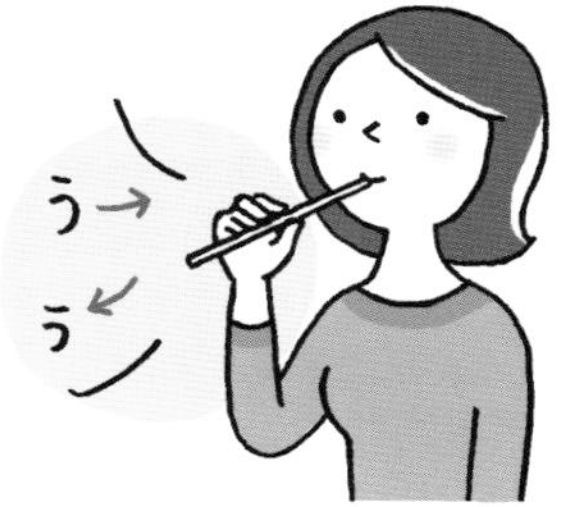

チューブ発声法
→ 190 ページ

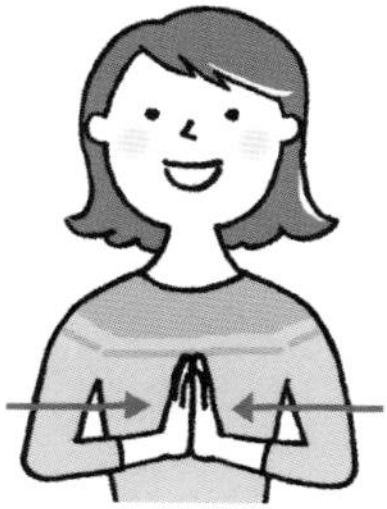

イエィ! プッシング法
→ 194 ページ

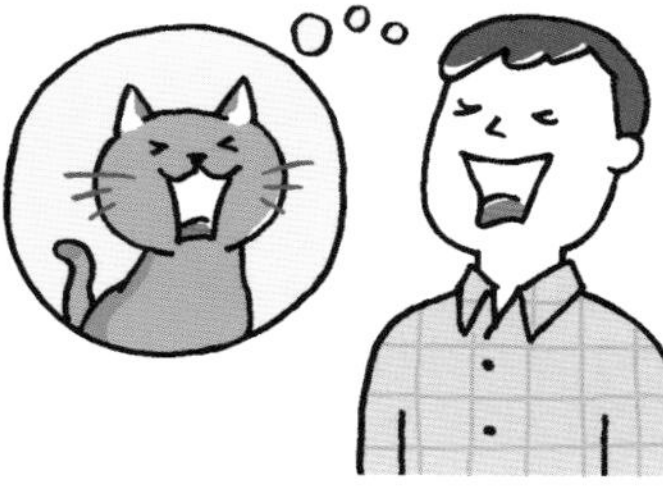

ニャーオ法
→ 196 ページ

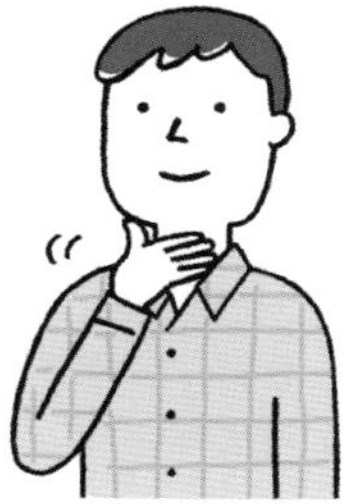

つや声マッサージ
→ 201 ページ

正しい治療とトレーニングの結果、症状が改善した人がたくさんいます！

声が出づらくなったのは、今から 10 年前になります。最初は風邪でのどの調子が悪いだけだろうとしばらく様子を見ていました。しかし、なかなか治らないため、病院を転々としました。今は言語聴覚士の方によるリハビリを受けつつ、呼吸法と話し方に気をつけて生活しています。**少しだけ、苦しまずに話せるときもでてきました。**まだ完全に治ったわけではありませんが、焦らずゆっくり回復していけばいいな、と思っています。

（心因性発声障害／ 30 代女性）

インターネットで弾き語りをライブ配信するプロの歌手として活動しています。あるとき高い声が出しづらく感じることが増え、やがて裏声が出なくなってしまいました。病院で声帯結節が見つかり、はじめは薬で治療していましたが、早く治したい思いが強くなり手術を決断しました。「声が出なくなるかもしれない恐怖」に直面しましたが、**手術をしたおかげでまた歌えるようになって本当によかったと思っています。**

（声帯結節／ 30 代男性）

ある年の冬、咳が出てのどの調子が悪いと感じ始めて、しばらくするとまったく声が出なくなりました。それから急性声帯炎が判明し、先生に教えていただいたトレーニングを自宅で行いました。すると、**4 か月くらいたったころから、声に響きがよみがえってきました。**これからは今まで以上にのどをいたわりつつ、声を大事にしていきたいと思います。

（急性声帯炎／ 70 代女性）

趣味でコーラスをやっているのですが、今から10年ほど前、のどが痛くて声が出しづらくなったことがありました。病院で声帯の痩せが判明し、言語聴覚士の方による発声訓練を受け、先生のすすめるトレーニングを行ったところ、**少しずつ声が出るようになりました**。1か月に1回通院しつつ、今では歌える喜びを存分に味わっています。90代になった今、声は人生の質や生きるはりあいに大きくかかわっているのだなと痛感しています。（老人性嗄声《させい》／90代男性）

仕事中に突然声が出なくなり、病院でCTやMRIなどさまざまな検査を行った結果、甲状腺がんが見つかりました。転移があったので手術を受け、がんをとりましたが声をうまく出せるようにならず、先生のところで再度手術を受けました。すると、**息切れすることなく話すことができるようになりました**。今は言語聴覚士の方の音声治療を受けつつ、声のトレーニングも行っています。仕事にも復帰し、「いつもの生活」に戻ることができた喜びをかみしめる日々です。

（声帯麻痺／20代女性）

今から3年前に声に異変を感じるようになり、声が思うように出せなくなりました。さまざまな病院を転々とし、ようやく自分が「痙攣《けいれん》性発声障害」だと判明したときはホッとしました。それから言語聴覚士の方の指導によるリハビリや**先生のすすめるトレーニングを行い、のどの筋肉の緊張をほぐす効果のある漢方薬を飲んだことで、少しずつ改善していきました**。今の通院は3～4か月に1回のペースになっています。

（痙攣《けいれん》性発声障害／30代女性）

「声」は人間らしい
生活を維持するために大切なもの。
一生使い続けるために
のどのケアや声のトレーニングを
始めましょう！

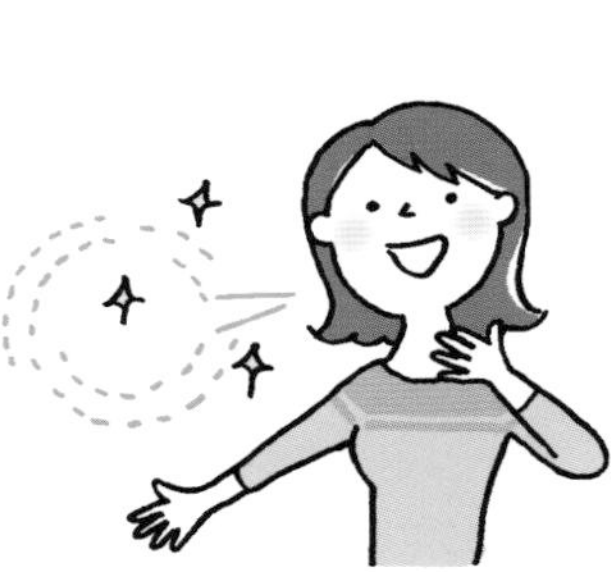

はじめに

私は現在、音声専門の医師として、山王病院 東京ボイスセンターのセンター長を務め、「声をうまく出せない」という患者さんの診療をさせていただいています。

私のもとには首都圏のみならず、全国から声の悩みを抱えた方がたくさん診察を受けに来られます。診察と検査を受けていただいたあと、今後の治療方針をご希望をお聞きしながら決めていくのですが、このとき、多くの人が次のように口にします。

「声が出ない原因がわかって安心しました。はじめて受ける検査説明もありました」

ここに至るまで、いくつもの病院を受診され、そのたびに不安を募らせてこられた方が多いからです。

「手術をせずに治す方法（リハビリ）もあるのですね」
「声の医者やリハビリの先生がいることを知りませんでした」
「一般のクリニックだと『声を出さないで』としか言われませんでした」

声の不調の原因が判明し治療を始めてまもなくすると、患者さんたちからこうした感想を聞くことがあります。

声の状態が良くなったことをきっかけに、今まで声のためにできなかったさまざまなことに挑戦される人もいます。

声の不調は決して治らないものではありません。

もちろん、治癒まで時間がかかる病気もありますが、**きちんとした診断と適切な治療をすれば、治ることも多いです。**決してあきらめないでください。

声に不調を抱えている人は、子どもから大人まで全国に推定で6パーセント、752万人ほどいるといわれています。そういう人たちに、「声の不調は原因がわかれば、改善できる」「声は何歳からでもよくすることができる」ということをお伝えしたくて、本書を執筆しました。

声の不調の原因がわかれば改善できる

声が出しにくい、声がかすれるなどの、声を思い通りに出せなくなる症状は、医学的には「**音声障害**」といわれます。

症状が軽ければ病院にも行かず、声に違和感を抱えながら生活している人もいます。また、病院に行っても異常なしと診断され、適切な処置をされずに、症状が改善せず病院を転々とされる人もいます。

声の不調は心臓や脳の病気などと違い、多くは直接生命にかかわるものではありません。

しかし、声に不調があるとコミュニケーションがとりづらく、確実に生活の質は下がります。また、不調の裏に大きな病気が隠れており、重症化するものもあります。甲状腺がん、肺がん、食道がん、さらに胸部大動脈瘤や脳梗塞が原因のケースもあるのです。

こうならないためにも、声の不調の原因を早期に発見し、治していくことが大切です。

しかしながら、音声障害を治療する専門の医師は全国に少ないという現状があります。

一般的に、「耳鼻いんこう科」と標榜していると、医師は耳と鼻とのど、すべてについて診ることができるだろうと考えます。

ところが実際は、「耳鼻いんこう科」は、「耳」を専門にする医師、「鼻」を専門にする医師、「のど（咽喉）」を専門にする医師に分かれており、声の治療を得意とする「のど」を専門にする医師は1000人ほどしかいない、というのが現状です。声に不調を抱えた人が、耳鼻いんこう科を訪ね歩かざるを得ない原因がここにあります。

そこで本書では、声が出しにくい、声がかすれるなど声に不調を抱えているが、どのように治療すべきかわからない人、あるいは病院では特に異常なしと言われたものの、声をうまく出せるようになりたいと思っている人に、音声障害を改善する方法を紹介しています。病気・症状ごとに解説するとともに、声に不調を抱える人が複数の耳鼻いんこう科を訪ね歩かなくてすむよう、病院と医師の探し方についてもご紹介しています。

また、声を出しやすくするエクササイズや日ごろのケアについても述べました。

のどは体の中でいちばん外気にさらされている部分です。のどのエクササイズやケアをすることは、全身の健康を守ることにつながります。十分にケアをし、のど周りの筋肉を鍛えていい状態に保つことは、きわめて有効な健康法なのです。

本書が、あなたの役に立つことを、心から願っています。

渡邊雄介

第4章

音声障害を改善した患者さんの実例集

第5章 声の不調をラクにする毎日の習慣・トレーニング

編集協力：堀容優子
取材協力：鹿末健太、芳野道子、辻千明、奥田豊治
本文デザイン・ＤＴＰ：大坪よしみ（瞬デザインオフィス）

第1章

なぜ、「音声障害」が起こるのか？

「音声障害」とはどのような病気なのか

「音声障害」とは簡単にいうと、**「発声機能に障害が生じ、思い通りの声が出なくなる病気・症状」**です。

しかし、「音声障害」と一口に言っても、その原因はさまざまです。

声帯やのど周りの異常により声が出しづらくなっている人もいれば、声の出し方に問題があるために声が出しづらくなっている人、精神的な問題に起因して声が出しづらくなっている人もいます。

また、声の不調というと、「のど」だけに原因があるように思うかもしれませんが、声の不調には「のど」の声帯だけではなく、舌の動き、呼吸の仕方など、さまざまな要因がかかわっています。

では、まず声が正しく出るしくみについてお話ししましょう。

①声帯が均等にぶつかり、しっかり閉じることができる

声を発するうえで最も重要な役割を担っているのが「声帯」です。声帯は左右1対となった細長い筋肉で、のどの上部に位置し、発声時には振動を起こして「音」を出します。

声帯は男性で長さ1・5センチ、女性では1センチ程度の小さな組織で、のど仏の骨の内側にあります。息を吸うときは肺に空気を取り込むために外側に広がり、発声時には左右の声帯がぶつかり合って振動を起こさせるために、すき間がほとんどない状態となります。

声を発するうえで大切なのは、**左右の声帯が均等にぶつかり合って、きちんと閉**

じることです。

しかし、左右いずれかの声帯にポリープがあるなどの理由で、声帯がぴったりと閉じないと、声がかすれたり発声しにくかったりといった症状が現れます。

②舌や唇で上手に声を共鳴させることができる

発声には、舌や唇の動かし方も深いかかわりがあります。

肺から押し出される空気が声道を通るときに、声帯が狭まることで空気が振動します。このとき、舌や唇が柔軟に動くことで口の中で共鳴が起き、さまざまな音がつくられます。

「あ・い・う・え・お」「か・き・く・け・こ」などと、音を区別して発声することができるのは、その**音に合った舌や唇の動かし方ができているため**です。

声帯の場所

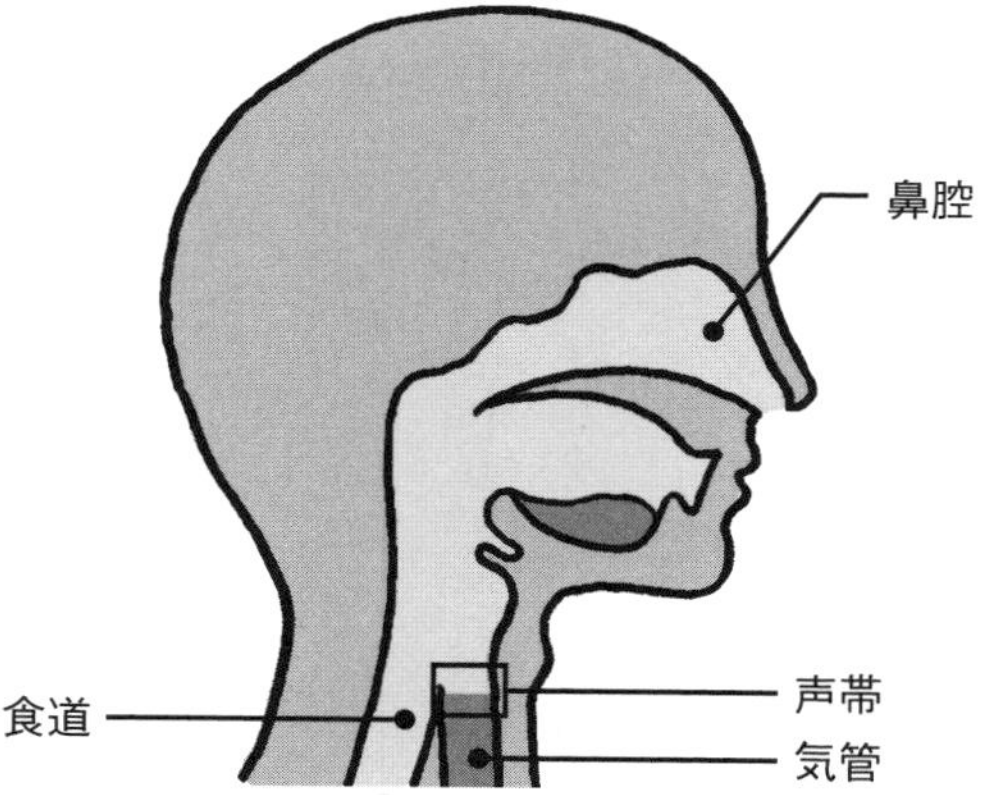

声帯を上から見たとき

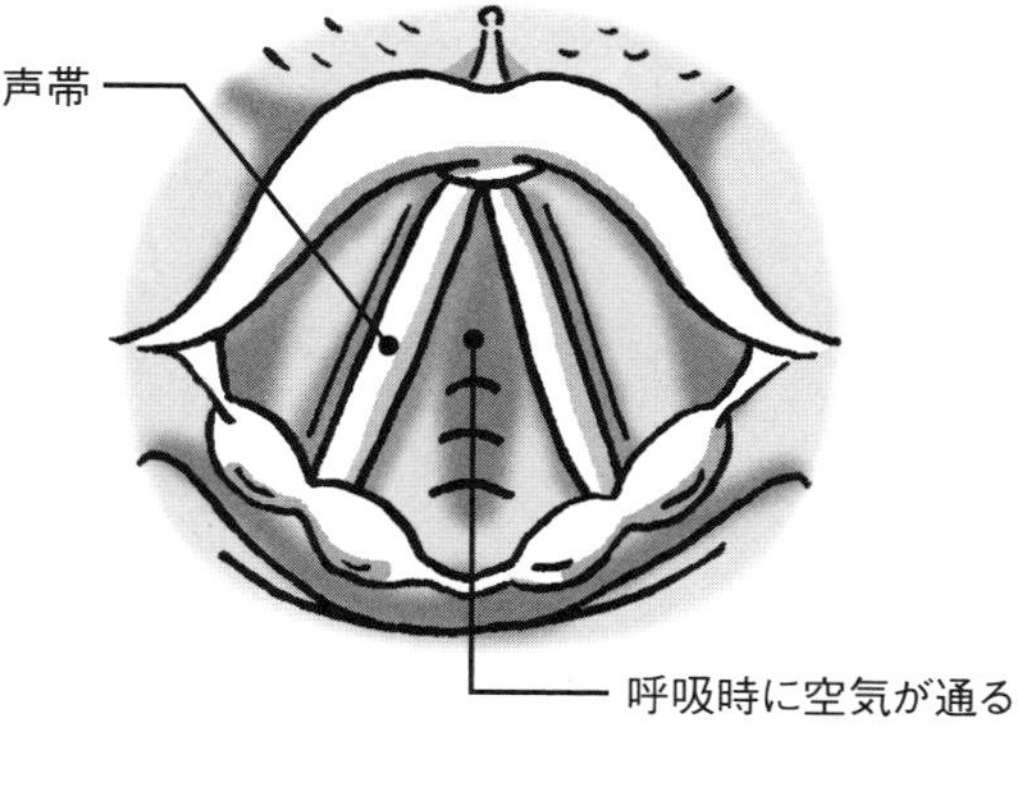

③きちんとした呼吸ができている

声を正しく出すには、声帯が左右均等にぶつかり合い、舌や唇の動きで共鳴する必要があるとお話ししましたが、これだけでは「聞き取りやすい声」にはなりません。

音は空気の振動で伝わる性質を持っているため、声を自分以外の人に届けるには、空気で声帯を正しく振動させる必要もあります。

この場合の「空気」とは、「自分自身の吐く息」です。つまり、口からきちんと息が出ていないと、声が正しく出せないのです。

これらのことから、声が聞きとりやすい状態とは、

①左右の声帯が健康で、左右均等にぶつかり合っている

②出したい音に合わせて舌や唇を動かし、共鳴させることができている
③吐く息で声帯が正しく振動している

この3つがそろった状態になります。

それに対して、声がきちんと出ない場合は、次のようなことが起こっている可能性があります。

①炎症やポリープなどによって、左右の声帯が均等にぶつかり合っていない
②舌や唇で正しく共鳴させることができていない
③息の吐き方に問題がある

このように正しく声が出なくなっている状態を「音声障害」といいます。こうした音声障害の症状を放っておくと、場合によっては手術をしなければならなくなっ

たり、のどの筋肉が衰え、誤嚥《ごえん》を誘発し肺炎になってしまうこともあります。また、自分ではちょっとした声の不調だと思っていても、実は裏に別の病気があるために、声が出しにくくなっていることがあります。その中には、喉頭がんなどの重篤な病気を併発していることも少なくありません。

喉頭がんのほかにも、声帯麻痺により声に症状が現れるがんで最も多いのは、**甲状腺がん**で、その次が**肺がん**、さらに**食道がん**と続きます。**胸部大動脈瘤**や**脳梗塞**が見つかることもあります。胸部大動脈瘤の場合、5人に1人の割合で音声障害の症状から始まっています。とはいえ、まさか誰も声のかすれが胸部大動脈瘤から来ているとは思わないでしょう。

そのため、音声障害は、早く原因に気づき、ていねいに治療していく必要があるのです。

発声や音声の障害と言葉の障害は異なる

本題に入る前に、1つ留意していただきたいことがあります。

それは「発声や音声の障害」と「言葉の障害」とは異なるということです。

声に不調がある人の中には、発声や音声の障害ではないのに、本人やご家族が思い違いをしていることがあります。

たとえば、**「吃音《きつおん》」**は最も混同されやすい症状の1つです。

「吃音」は話し言葉がなめらかに出ない発話障害で、声ではなく脳が関係しているといわれています。

また、「失語症」も音声障害と間違われることが多いです。失語症は脳梗塞や脳内出血によって、大脳にある言語をつかさどる部分が損傷されることによって起こる障害です。言葉が浮かばないという症状があります（故・田中角栄氏や長嶋茂雄氏が罹患した病気です）。

　こうした病気や症状は発声や音声の障害とは異なるものなので、当然のことながら治療のやり方が異なります。

　ご自身で判断できない場合は、まず近くの**耳鼻いんこう科**へ行き、ご相談いただくといいでしょう。耳鼻いんこう科で医師に声帯を見てもらえば、どの科へ行くべきかきちんと判断してもらうことができます。

あなたの症状をチェックしてみよう

音声障害は本人が気づかないうちに起こっていることがあります。人は自分の声を客観的に聞くことができないからです。よほど自分の声に敏感な人でもない限り、気づくことは難しいでしょう。

ここでは音声障害の兆候をいくつかご紹介しましょう。

☑相手から聞き返されることが増えた

正常な人は1回息を吸うと、20～30秒くらい話し続けることができます。ところが音声障害になると、話し出すとすぐに息苦しくなってしまうため、一息でしゃべることのできる時間が短くなります。頻繁に息継ぎをしなければならなくなるため、出てくる声は不安定になります。

特にこうした症状が目立つのは、電話で話しているときです。電話の場合は機械を通して相手の声を聞くので、ただでさえ音が聞きとりづらい状況です。音声障害により声が不安定になっていると、相手に声が届きにくくなります。

日常での会話はもちろんのこと、電話で何度も聞き返されることが増えている場合は音声障害を疑ったほうがいいでしょう。

☑歌い慣れた歌が歌いにくくなった

あなたは、以前よく歌っていた歌を、今も同じ声の高さで歌うことができますか？

もしサビの部分の音が高くて出しづらくなっていたり、息が続かなくてブレスの回数が多くなったりしていたら要注意。音声障害になっている可能性があります。

声に関する質問紙（Voice Handicap Index：VHI）

声の問題であなたの日頃の生活がどのように影響を受けているかについて教えて下さい。この質問紙には声に関して起こりうる問題が記載してあります。この2週間のあなたの声の状態について以下の質問に答えて下さい。以下の説明を参考に該当する数字に◯をつけて下さい。

0＝全く当てはまらない、問題なし、1＝少しある、2＝ときどきある
3＝よくある、4＝いつもある、

1. 私の声は聞き取りにくいと思います。	0	1	2	3	4
2. 話していると息が切れます。	0	1	2	3	4
3. 騒々しい部屋では、私の声が聞き取りにくいようです。	0	1	2	3	4
4. 1日を通して声が安定しません。	0	1	2	3	4
5. 家の中で家族を呼んでも、聞こえにくいようです。	0	1	2	3	4
6. 声のせいで、電話を避けてしまいます。	0	1	2	3	4
7. 声のせいで、人と話すとき緊張します。	0	1	2	3	4
8. 声のせいで、何人かで集まって話すことを避けてしまいます。	0	1	2	3	4
9. 私の声のせいで、他の人がイライラしているように感じました。	0	1	2	3	4
10.「あなたの声どうしたの?」と聞かれます。	0	1	2	3	4
11. 声のせいで、友達、近所の人、親戚と話すことが減りました。	0	1	2	3	4
12. 面と向かって話していても、聞き返されます。	0	1	2	3	4
13. 私の声はカサカサした耳障りな声です。	0	1	2	3	4
14. 力を入れないと声が出ません。	0	1	2	3	4
15. 誰も私の声の問題をわかってくれません。	0	1	2	3	4
16. 声のせいで、日常生活や社会生活が制限されています。	0	1	2	3	4
17. 声を出してみるまで、どのような声が出るかわかりません。	0	1	2	3	4
18. 声を変えて出すようにしています。	0	1	2	3	4
19. 声のせいで、会話から取り残されていると感じます。	0	1	2	3	4
20. 話をするとき、頑張って声を出しています。	0	1	2	3	4
21. 夕方になると声の調子が悪くなります。	0	1	2	3	4
22. 声のせいで、収入が減ったと感じます。	0	1	2	3	4
23. 声のせいで、気持ちが落ち着きません。	0	1	2	3	4
24. 声のせいで、人づきあいが減っています。	0	1	2	3	4
25. 声のせいで、不利に感じます。	0	1	2	3	4
26. 話している途中で、声が出なくなります。	0	1	2	3	4
27. 人に聞き返されるとイライラします。	0	1	2	3	4
28. 人に聞き返されると恥ずかしくなります。	0	1	2	3	4
29. 声のせいで、無力感を感じます。	0	1	2	3	4
30. 自分の声を恥ずかしいと思います。	0	1	2	3	4

日本音声言語医学会、日本喉頭科学会（編）：
『音声障害診察ガイドライン 2018 年版』（金原出版）より引用

☑15秒以上声を出し続けることができない

深く息を吸ったあと、「あ〜」という声を**15秒間**出し続けたときに、声が続かなかったり、かすれてしまったりする場合は、音声障害の可能性があります。

成人男性は30秒、**成人女性は20秒が正常値**となっています（正常値は「平均値」ではなく、正常な人の95パーセント以上ができるという意味です）。

もし、15秒間声を出し続けられなかった場合は、発声器官に何か異常が起きていると考えたほうがいいでしょう。10秒以下の場合は、ほぼ確実に何らかの病気になっていると考えられます。すぐ病院へ行かれたほうがいいでしょう。

以上のような兆候のほか、音声障害によくある特徴を41ページにいくつか挙げています。日本人の場合は、合計点数が15点以下であれば正常です。15点よりも高ければ、できるだけ早めに病院で受診することをおすすめします。

音声障害の3つのパターン

音声障害の原因や症状はさまざまですが、大きく分けると次の3つに分類されます。

①機能性音声障害（声の出し方に問題がある障害）
②器質性音声障害（声帯やのど周りに異常がある障害）
③心因性発声障害（精神的な問題に起因する声の障害）

それぞれについて、ご説明しましょう。

①機能性音声障害（声の出し方に問題がある障害）

機能性音声障害は、声帯や舌、唇など、**声を出す器官（器質）に問題はないのに、出てくる「声」が正常でない症状**をいいます。

楽器にたとえると、楽器自体には問題がないのに、出る音がよくない状態です。ピアノ自体の状態もよく、ピアノ線は全部正常に張られていて鍵盤もそろっているのに、弾き手があまり上手でないので、いい音が出ないというイメージです。

機能性音声障害は声帯や舌、唇も正常に動いており、きちんと息も吐けているのに、声帯や舌、唇など、声を出す器官の〝使い方〟がよくないために、正常な声にならないのです。

機能性音声障害の代表的なものとしては、次の3つがあります。

・過緊張性発声障害

舌やのどの筋肉が過剰に緊張することによって、声が出にくくなる障害です。

・痙攣《けいれん》性発声障害

普段はきちんと発声できるのに、特定の言葉を発するときだけ、のどがキュッと締まったり、声がふるえたり、かすれたりするなどの症状が起こる障害です。特定の動作をするときに障害が起こる「ジストニア」（筋肉が異常に緊張した結果、異常な姿勢・異常な運動を起こす状態）の一種と考えられています。

・変声障害

変声期を過ぎても変声前の高い声が続く障害です。思春期の男性に発症しやすいという特徴があります。

機能性音声障害の場合、声帯や舌、唇そのものに問題はないので、治療は薬や手術ではなく、発声専門の言語聴覚士の指導のもと、リハビリとして声の使い方、呼吸の仕方、横隔膜をもとの正しい位置に戻し、自宅でもトレーニングを行いながら回復を目指すことが主な治療方法となります。

②器質性音声障害（声帯やのど周りに異常がある障害）

器質性音声障害とは、声帯をはじめ、**声を出す器官や声帯を動かす神経などの身体的な異常により、声をうまく出せない症状**をいいます。

器質性音声障害は、その要因となる病気・症状が治らない限り、症状が改善することはありません。

先ほど声が出しにくくなる症状の裏に、がんなどの重篤な病気が隠れている場合があることをお伝えしましたが、それらの病気が原因で起こる音声障害も、この器質性音声障害に当たります。

自然回復が見込めない場合、まずは声帯を休めるために声を出さない「沈黙療法」を行い、あわせて薬の投薬、場合によっては手術など、その人の状況に合った医学的な治療を受けていただくことになります。

代表的な器質性音声障害の症状をいくつかご紹介しましょう。

・声帯炎

声帯に炎症を起こしている状態です。声帯炎になると、のどの痛み、かすれなどの症状があります。

大声で話したり、友達と会って長話をしたりした日の翌日、のどの痛みを感じたり声がかすれたりすることがありますが、この場合、ほとんどが声帯に炎症を起こしています。

声を出さずに静かに過ごしたり、薬を使って治療したりすることで症状を改善させることができます。

・声帯ポリープ・声帯結節

声帯ポリープや声帯結節は、声帯にできる「こぶ」のようなもので、のどを酷使する職業の人に多く見られます。

声帯結節は簡単にいうと声帯の使いすぎによる炎症性のむくみです。両方の声帯の前方3分の1くらいのところに、左右対称に発生しやすい傾向があります。

長期間にわたり無理な発声をしたり声を出しすぎたりすると、声帯の粘膜にむくみが生じ、結節ができます。その状態のままさらに声帯を酷使すると、粘膜の充血した部分が破れて出血し、血腫を形成してポリープとなっていきます。

声帯ポリープは血腫で、通常左右の声帯のいずれか片側の中央部分にできやすくなっています。

なお、ポリープのような大きな血腫を形成しないまでも、喫煙などによって左右

声帯ポリープ

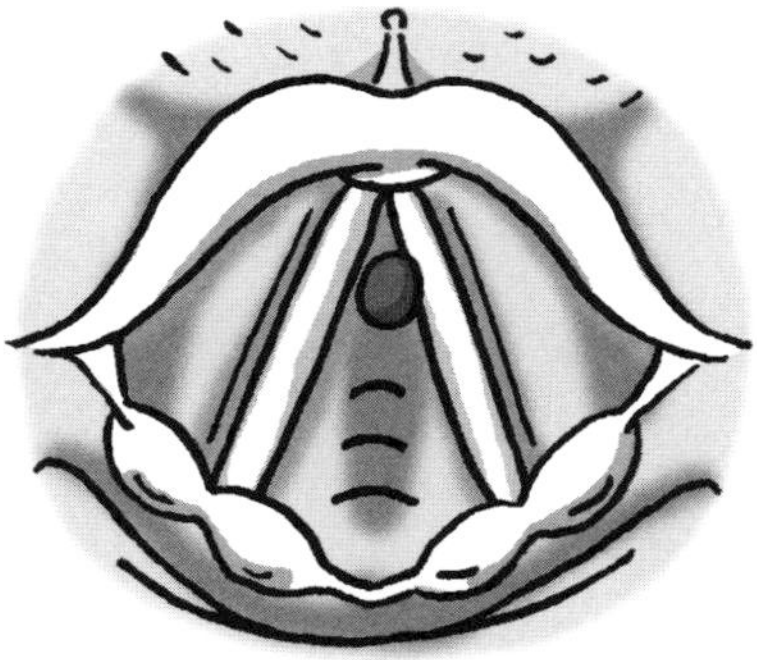

声帯結節

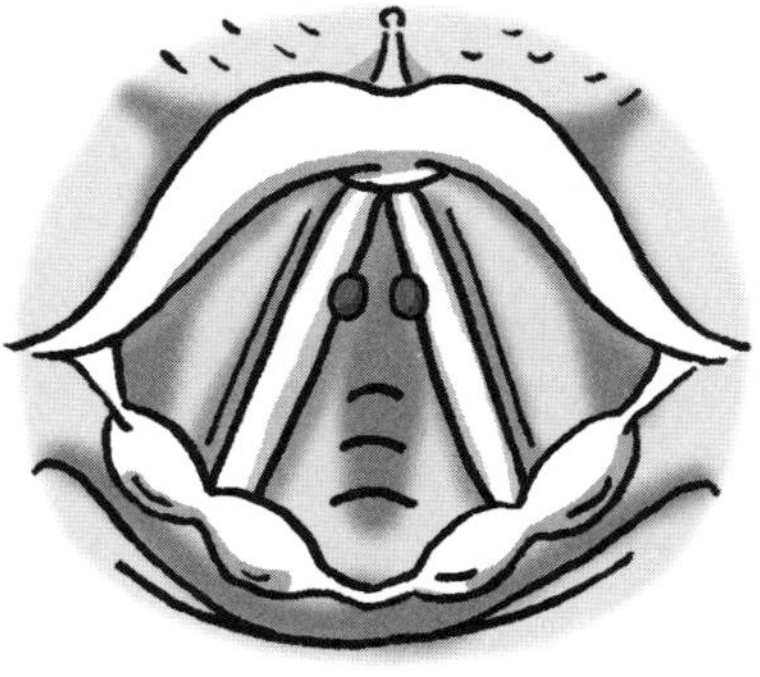

の声帯にむくみが生じている「ポリープ様声帯」になることもあります。

いずれの場合も、声帯をぴったりと閉じることができなくなるため、正常な発声ができず、声がかすれたり思うような声が出なくなったりなどの症状が起こります。

・老人性嗄声《させい》

加齢による生理的変化や、人と会話をしないことで声帯が委縮したことにより、声が出しにくくなったり、しゃがれ声になったりする症状です。息が長く続かず、会話をしているときに息継ぎが多くなったり、話しているときに咳をしやすくなったりといった症状も起こります。特に男性に多く見られます。

老人性嗄声はのどの筋肉が弱ることで、誤嚥を誘発し、肺炎の原因になることもあります。

声を出さない生活をしたり、症状を放置したりしてしまうと、余計に声帯の筋肉の萎縮が進むので注意が必要です。嗄声（声がれ）の症状がある場合は、きちんと病院へ行き、診断を受けて、対処されることをおすすめします。

・声帯麻痺

声帯麻痺とは、外傷や腫瘍、声帯をつかさどる神経の損傷などにより、声帯をコントロールする筋肉が動かせない状態をいいます。

声帯麻痺になると左右の声帯をぴったりと閉じることが困難になるため、罹患《りかん》前に出ていた大きさの声が出ず、かすれ声になったり、発声時に息もれがして声にならなかったりといった症状が起こります。

声帯麻痺の原因はさまざまです。甲状腺がんや肺がん、食道がん、胸部大動脈瘤のような重篤な病気からくるもの、脳梗塞や脳出血、脳外傷によるもの、また長時間の全身麻酔の影響によるもののほか、原因不明で起こることもあります。

原因不明のものの中には、ウイルス感染によるものがあると考えられています。

声帯麻痺は自然回復するものもあれば、長期間にわたって症状が持続し、自然回復が見込めないケースもあります。

・逆流性食道炎による音声障害

逆流性食道炎による音声障害は、強い酸性を持つ胃液や胃で消化されるはずの食べ物が、食道に逆流することで起こります。胃液や食べ物が逆流すると、食道に炎症が起こり、胸の痛みや胸やけなどの症状が起こります。

この逆流が声帯に及ぶと、声帯が炎症を起こし、声がかすれることがあります。

逆流性食道炎による音声障害は、寝る前にドーナツなどの脂っこいものを食べる習慣のあるアメリカの人に多いとする報告もあります。

・喉頭がん

喉頭とは「のど仏」の骨のところに位置する器官で、声帯も含まれます。鼻や口から取り込んだ空気を気管へ、食べ物や飲み物を食道へと振り分ける働きをしてい

声帯麻痺

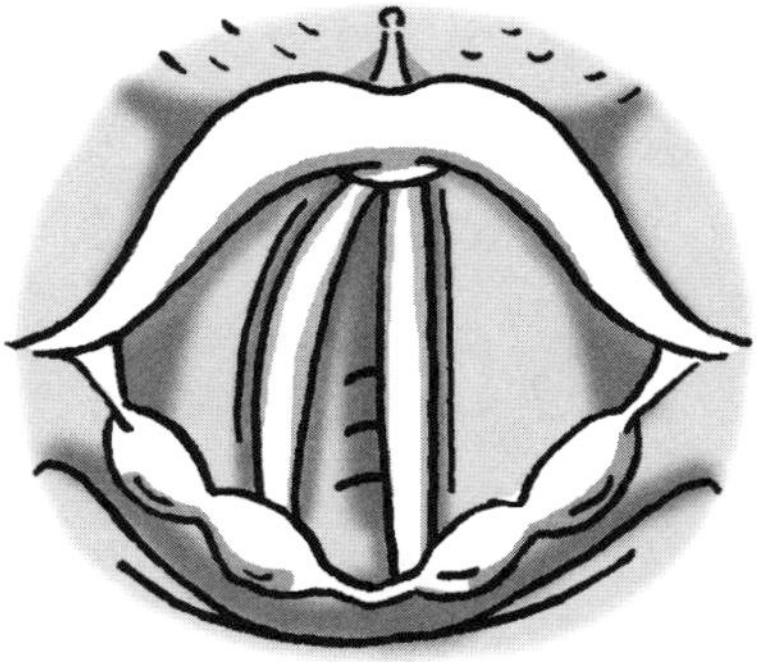

がん

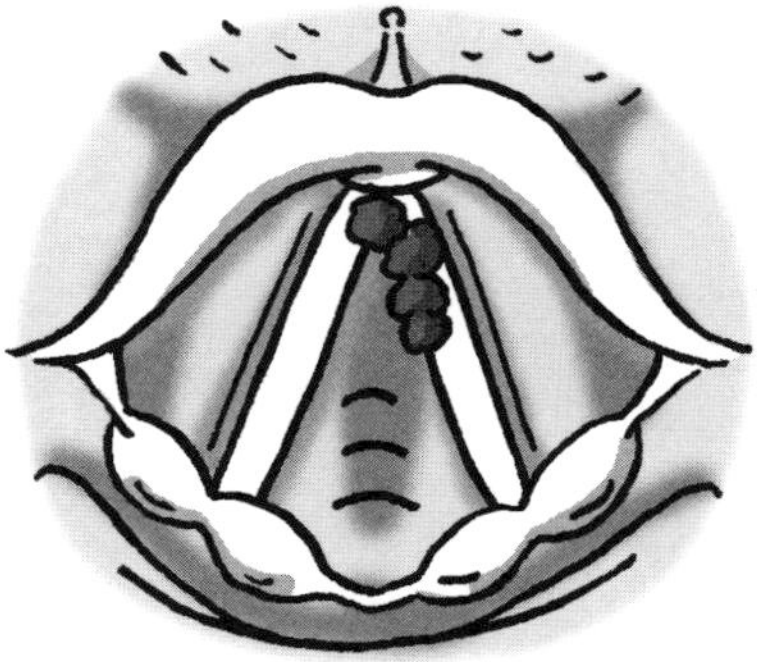

ます。

喉頭にできるがんは「喉頭がん」といい、がんが発生した場所によって「声門がん」「声門上部がん」「声門下部がん」の3つに分類されます。

これら3種の喉頭がんのうち、最も声に影響するのは、声帯にできる声門がんです。声門がんの場合、発症後、早い段階で声がれの症状が現れます。がんの進行とともに声がれの状態はひどくなり、声門が狭くなるために息苦しさを感じるようになります。また血痰が出ることもあるため、比較的早期発見されやすいという特徴があります。

声門上部がんの初期には、食べたり飲んだりしたときに異物感や痛みを感じることが多いです。声門下部がんではがんが進行するまで無症状で、かなり進行してから声がれなどの症状が現れることが多いため、発見が遅れがちです。

のどに異変を感じたら、早めに耳鼻いんこう科で診察を受けるようにしてください。

③心因性発声障害（精神的な問題に起因する声の障害）

本来、人は無意識に声を出すことができます。歩くのと同じように、成長とともに学習し、無意識に発声ができるようになっていきます。

ところが、何らかのストレスがきっかけで、**器質的にも機能的にも問題がないにもかかわらず、声がかすれてうまく出せなくなったり、ほとんど声が出なくなったりすること**があります。これを「心因性発声障害」と呼びます。突然声が出なくなるケースと、徐々に声が出なくなっていくケースの両方があります。

たとえば、大勢の人の前で話をするなど緊張を強いられる場面で、声がひっくり返ったりかすれてうまく出なかったりする経験をしたとします。すると脳が「緊張した」という思いと、「声がうまく出なかった」という事実を結びつけて認識します。脳が誤作動を起こすわけです。そのため、次に同じ状況に陥ったとき、同様の誤作動が起こり、声がうまく出せない状態になってしまうのです。

また、強い悲しみなど精神的ショックを受けたことをきっかけに、声が出なくなることもあります。

このように、心因性発声障害はストレスが原因なのですが、本人がストレスと認識していない場合があります。そのため、医師と対話を重ね、さまざまな可能性を探りながら治療していく障害でもあります。

＊＊＊

このように声の不調にはさまざまな種類があります。症状も突発的に起こるものから徐々に起こるものまでさまざまです。自分で判断するのは難しいので、まずは病院で判断してもらうのが治療の一歩になります。

こんな人が音声障害になりやすい

音声障害には、さまざまな種類があるといいましたが、音声障害は職業や生活習慣によって発症しやすい人がいます。

どんなタイプの人が音声障害になりやすいのか、見ていきましょう。

①よく声を使う人

政治家や教員、歌手、声優などの声をよく使う職業の人は、声帯結節や声帯ポリープなどの**「器質性音声障害」**が起こりやすい傾向があります。

声帯結節は「声帯のペンだこ」とも呼ばれています。声は左右の声帯がぶつかり合って出るので、声を出す回数が多ければ多いほど、声帯がぶつかり合う回数が多くなります。ぶつかったところが硬くなって節ができてしまうのです。

②10～20代の女性

若い女性は一般的に高い声を出します。高い声を出すためには、声帯をたくさん振動させなければなりません。

たとえば、50代男性の場合、声帯の振動数は1秒で100回程度ですが、若くて声が高い女性は1秒で200回と、振動数が倍に跳ね上がります。振動数が多いのは、声帯がぶつかり合う回数が多いということ。すなわち**声帯結節**や**声帯ポリープ**ができやすく、音声障害を起こしやすいのです。

③喫煙習慣のある人

喫煙は、のどを熱い煙が通るため、声帯に悪影響を及ぼします。熱によって声帯がやけどをしたような状態になってしまうのです。

声帯はやけどをすると水膨れに似た感じになり、むくみが出てきます。むくむことによって左右の声帯がきっちり閉じず、発声がうまくできなくなります。また、のどが煙でいぶされることで、声質がスモーキーにもなります。

タバコをよく吸う人の声がざらざらした感じがすることが多いのは、声帯が絶え間なくいぶされているためです。

④高齢者

人間の体内の水分率は、乳児のときは70～80パーセントと最も多く、年齢を重ねるにつれて減っていきます。成人男性で60パーセント、成人女性で55パーセントとなり、高齢になるとさらに50パーセント程度まで低下します。

体内水分率の低下により直接的な影響を受けるのが、いわゆる粘膜と呼ばれる器官です。声帯も粘膜の一種で、健康な状態ではみずみずしくうるおっているため、きれいに振動することができます。

ところが、高齢になって水分量が減ってくると、声帯もうるおいを欠いた状態になります。するときれいに振動を起こすことができないため、カサカサした声になってしまうのです。

⑤閉経後の女性

女性は閉経後に音声障害が起こる場合があります。

女性の声が高いのは女性ホルモンの働きに負うところが少なくありません。そのため閉経後、女性ホルモンの分泌の低下にともなって、高い声が出せなくなったり、声がかすれたり、出にくくなったりすることがあるのです。

閉経後の声の変化も音声障害の一種として、治療の対象となります。なぜなら、ホルモン分泌の低下にともなう音声障害は、ホルモンを補う治療をしても完全には治りにくいからです。

この場合は、ホルモンの補充療法を行うこともあります。下支えとして音声治療も行います。

もし①〜⑤のタイプに当てはまらなくても、41ページのチェックリストで当てはまることが多い場合は、病院で診断を受けることをおすすめします。

第2章では、音声障害の検査法と治療法の種類、それぞれの障害にどのような治療をしていくのかについてご説明します。

第2章

こんなにある！
音声障害の
検査法と治療法

治療を始めるうえで大切なこと

音声障害の治療法は人それぞれ症状によって異なるため、オーダーメイドに近いものになります。専門医に診てもらい、医師や言語聴覚士の指示に従い、その症状を改善させるのに最も適した治療を受け、生活習慣を改善していくのが原則です。

そこで重要になるのが、治療を始めるときに声に不調のある人自身が、どんな声をいつまでに取り戻したいのか、**「治療のゴールを決める」**ことです。

「どのくらいまで回復したいか」という希望、「いつまでに回復させなければいけないか」という時間的な制約によっても、治療計画が変わります。

音楽大学の受験や重要なリサイタルを控えているので今すぐに治したい人と、少しずつ治していくことができればいいという人とでは、選ぶべき治療法が変わってくるのです。

そもそも声のトラブルは、がんなどでない限り、生命に直結するものではありません。だからこそ、音声障害の治療に何を求めるかは、仕事内容や生活の仕方など、その人自身のバックグラウンドにかなり影響されます。

治療を始めるにあたり、まずはご自分が「いつまでに」「どのくらい声を取り戻したいか」を明確にするようにしましょう。

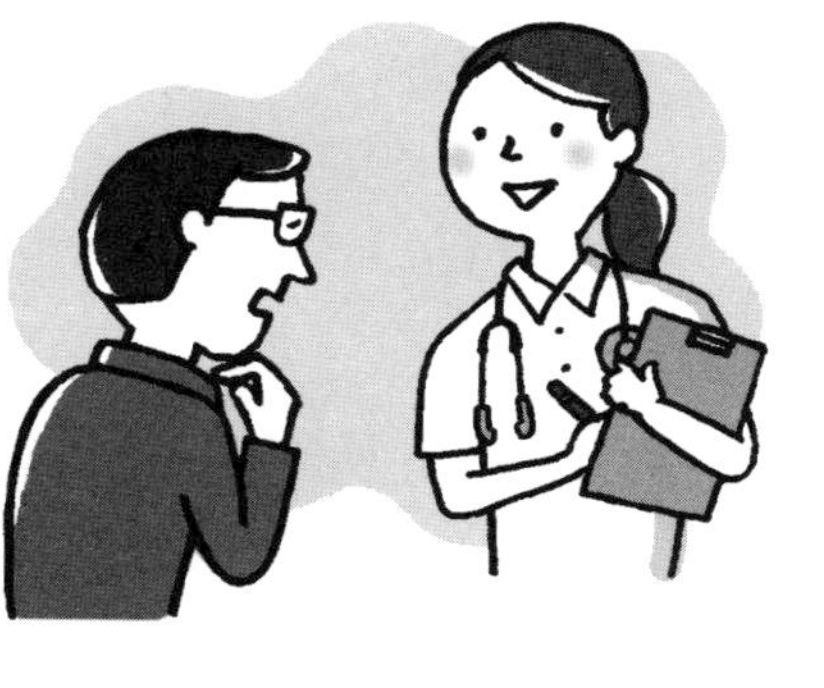

音声障害を治療するための6つの検査

音声障害の治療はその人自身が「いつまでに、どのくらい声を取り戻したいか」によって治療法を決めていくわけですが、声の不調にはさまざまな原因があるため、その治療法も多岐にわたります。

自身の症状に合った治療を受けるためには、まず病院でくわしい検査をして、声の不調の原因が何かを明らかにしてもらう必要があります。

病院や医師選びのポイントは第3章でお伝えしますが、ここでは音声障害の治療をしていくにあたり、必要な検査と治療の方法についてご紹介します。

病院で行う検査は、大きく分けると6つになります。

基本的な流れとしては、問診ののちに、声帯にポリープなどの病変がないかどうかを確認するくわしい検査を行い、治療方法を決めていきます。

検査としては次のようなものがあります。

・電子内視鏡検査① 喉頭ファイバースコープ検査
・電子内視鏡検査② 喉頭ストロボスコープ検査
・音響分析検査
・空気力学検査
・病理検査
・言語聴覚士による検査

それぞれ見ていきましょう。

電子内視鏡検査① 喉頭ファイバースコープ検査

音声障害の検査では、電子内視鏡を使ってのどの状態を確認します。このとき、使う器具が2つに分かれます。

1つが、喉頭ファイバースコープです。耳鼻いんこう科であれば必ず設置されている一般的な検査機器です。

喉頭ファイバースコープは直径3ミリメートルの細いカメラで、検査ではこれを鼻から挿入し、声帯をはじめとしたのどの周りの重要な部分の形や色、左右対称になっているか、腫瘍や運動障害はないかを詳細に見ることができます。

検査前に麻酔薬を鼻にスプレーするので、苦しかったり痛かったりすることはありません。

電子内視鏡検査② 喉頭ストロボスコープ検査

もう1つは、喉頭ストロボスコープを使った検査です。

声帯は成人男性で1秒間におよそ100回、成人女性でおよそ200回振動する器官です。音声障害の治療には、声帯が正しく動いているか、左右が同じ動きをしているのか、声帯の裏側はどうなっているかを調べ、正確な状況を把握することが非常に大切になります。

喉頭ファイバースコープ検査ではそれがわからないため、喉頭ストロボスコープという検査機器を使い、検査をします。

喉頭ストロボスコープは声帯に特殊な光を照射し、それによって発声中に振動している声帯の様子を、静止画やスローモーションの動画で見ることができるしくみです。この検査によって、声帯の状態を正確にとらえることで、音声障害の詳細な診断ができます（ただし、喉頭ストロボスコープを設置している耳鼻いんこう科はそう多くないのが現状です）。

音響分析検査

音響分析検査では声を周波数分析装置によって分解し、いわゆる「声紋解析」を行います。声紋とは声の指紋といえるもので、人それぞれ固有の形をしています。

音声分析検査は「あー」「いー」など持続母音を出し、その声を分析する検査です。音響分析検査を行うことにより、声の「カサカサ」「ザラザラ」などの評価を機械で行い、それを数値で示すことができます。

空気力学検査

発声によって声帯が振動したとき、どのように空気を放射するかを調べる検査です。「発声機能検査」とも呼ばれ、1秒間にどれくらいの空気が肺から出ているか、音圧の大きさや高さがどれくらいなのかを知ることができます。肺活量検査装置のようなものにマイクがついた機械を使います（ただし、この装置を設置している耳鼻いんこう科は多くありません）。

病理検査

検査で声帯にポリープなどの出っぱりがあったり、逆に凹みがあったりということがわかった場合に、声帯の一部の組織を採取してその原因が何かを調べる検査が病理検査です。

採取した組織にがん細胞があるかないか、悪性か良性かを特定します。

悪性の場合は、その状態に応じて治りやすいがんなのかそうではないのか、手術がよいのか抗がん剤がよいのか、もしくは放射線治療なのかを検討します。

悪性でない場合、声帯に異常な所見を示す膠原病《こうげんびょう》や袋に液体がたまる声帯嚢胞《のうほう》、かさぶたが大きくなるような喉頭肉芽腫《にくげしゅ》、ヘルペスなどの有無を調べ、病気を特定していきます。

病理検査を経てはじめて治療方針を立てることができるため、非常に重要な検査です。

言語聴覚士による検査

音声障害の検査は、医師だけでなく、国家資格となっている音声治療の専門家である**言語聴覚士（「Speech Therapist」を略してSTという）**によっても行われます。

言語聴覚士は言葉と声のリハビリを行う人です。かつては「言語療法士」と呼ばれていましたが、言語だけではなく聴こえや声、嚥下《えんげ》の指導も行うため、現在では言語聴覚士と呼ばれています。言語聴覚士が行う検査の手順は次の通りです。

・問診

医師の問診を参考に声の不調がある人が何に困っているか、どうなることを望んでいるか、病歴や発症のきっかけ、声に関する詳細な治療歴、喫煙の有無、飲酒習慣の有無、職業、家庭環境などをヒアリングします。

発症前の声が100点とした場合、今は何点くらいの声の状態か、ご自身に自分の声の自己採点もしてもらうことがあります。

・声の評価

声の高さ、声の大きさ、声質、どれくらい声を出し続けられるかを言語聴覚士が評価していきます。

声の状態については、「あー」「いー」などと母音を長く伸ばして発声してもらい、

それを聞いて

・声がガラガラして、声の大きさに変動があるかどうか
・息もれの有無
・声を出すとき力が入っているかどうか
・のどが詰まっていたり、いきんだりして発音していないかどうか

という観点から、ＧＲＢＡＳ分類という評価方法で総合的に声の状態を判断します。

・声域の幅、声域の変換点を調べる検査

言語聴覚士が鍵盤楽器を使って音を出し、それに合わせて発声します。それを聞いてどれくらい低い声、高い声が出るかという声域の検査をします。

また、人の声には声域の変換点があります。声域の変換点とは、地声《じごえ》と裏声《うらごえ》が切り替わるところをいいます。変換点では声帯が非常に微妙な振動をします。その振動の仕方によって治療方針が変わるので、念入りに調べます。

＊＊＊

これらの検査の結果をもとに診断し、治療方針を決定します。設定したゴールに向けて治療が始まります。

音声障害の代表的な4つの治療法

治療法は大きく、次の4つに分かれます。

医師は症状を検査や診察で見極めながら、これらの治療法を組み合わせて、その人にとってベストな治療計画を立てていきます。

・言語聴覚士による音声治療（リハビリ、衛生指導など）
・沈黙療法
・薬物療法
・手術

一般的に、器質性音声障害の場合は、沈黙療法・薬物療法・手術が治療のメインとなります（器質性の疾患である声帯結節や声帯ポリープが、言語聴覚士による音声治療で改善することもあります）。

機能性音声障害の場合は、音声治療で症状の改善を目指します。

心因性発声障害の場合は、音声治療を行いつつ、心療内科やメンタルクリニックなどでメンタル面のサポートも行い、改善を目指します。

次ページからはそれぞれの治療法について1つひとつ見ていきます。音声障害の治療を始める際の参考にしてください。

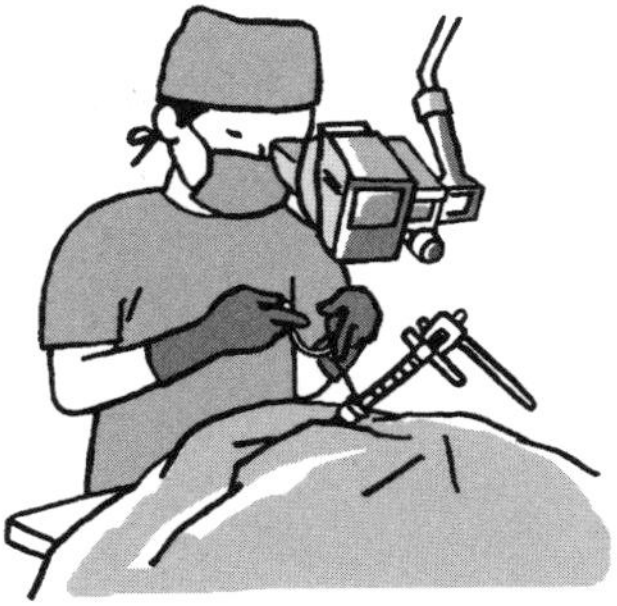

代表的な治療法①　言語聴覚士による音声治療

ここからは代表的な治療法についてご紹介しましょう。

1つ目は、言語聴覚士によって行われる音声治療です。

言語聴覚士の行う音声治療には、**「声帯やのど周りの筋肉を標的とした治療」**と**「生活習慣を見直す治療」**の2つがあります。

声帯やのど周りの筋肉を標的とした治療では、さまざまなトレーニングを通して、間違った発声の習慣や方法を修正し、声の改善を図ります（具体的なトレーニングの方法は、第5章でご紹介します）。

生活習慣を見直す治療では、日常でやらないほうがいいこと、やったほうがいいことについて、言語聴覚士が日常生活上のチェックとアドバイス（指導）を行います。日ごろの生活習慣を変え、発声習慣を変えることを目的としています。

音声治療についての理解を深めていただくために、発声のしくみなどについても言語聴覚士がくわしく説明します。

声帯がどこにあるのか、声帯の大きさは何センチくらいなのか、高い声を使うときはのどの、どの筋肉を使うか、低い声を出すときはどんな状態になっているかなど、声を出すメカニズムを知ることで、発声に対する意識が高くなっていきます。

また、呼吸法も発声とは切っても切り離せない密接な関係であるため、正しい呼吸法（腹式呼吸）も指導していきます。

声帯やのど周りの筋肉を標的とした治療

ストレッチなどで心身ともにリラックスしてから、喉頭ファイバースコープを入れ、声を出してもらい、その状態を見ながら有効と思われる音声治療を探します。
その人に合った効果が期待できる音声治療が見つかったら、定期的に通院して治療を受けます。1回の指導は約30～60分です。指導内容は次のようなものになります。

・声帯の緊張をゆるめる指導

発声時に声帯が緊張する人に有効なのが次の2つの方法です。

あくび・ため息法……あくびをするとのどの筋肉がゆるんで気道が拡張します。あくびのあとに続けてため息をつくと、声帯が弛緩《しかん》し、声門が開いた状態になるので、発声が楽にできます。第5章での「ニャーオ法」（196ページ）がこれにあたります。

チューイング法（咀嚼《そしゃく》法）……自然な咀嚼運動をしているときは、のどの緊張がゆるんだ状態になります。その原理を利用した方法です（「チューイング法」のやり方は196ページで紹介します）。

・声帯の形を変える指導

のどに力が入りすぎている人に有効なのが次の2つの方法です。

ハミング法……ハミングをするとき、人の口は閉じた形になります。口を閉じて発声することで声帯側から呼気（吐く息）の逆流が起こり、それによって両方の声帯がわずかに開放されて振動しやすくなります（「ハミング法」のやり方は189ページで紹介します）。

チューブ発声法……ストローをくわえ、「うー」と発声する方法です。口径を小さくして声を出すため、無駄な息がもれません。これを続けるうちに、長く息を吐けるようになっていきます（「チューブ発声法」のやり方は190ページで紹介します）。

・声帯の緊張を高める指導

声帯麻痺などで声帯が閉じにくい人に有効な方法です。

プッシング法……腕に力を入れると声帯が緊張する体のしくみを利用した方法です。体の前で両方の手のひらを合わせて押したり、指を組んで引いたりしながら声を出します。第5章での「イエィ！　プッシング法」（194ページ）がこれにあたります。

・のどの筋力をアップさせ、筋肉のバランスを整える指導

大きな声が出にくくなったなど、声の機能が低下した人に有効な方法です。

発声機能拡張訓練（Vocal Function Exercise＝略してVFEという）

VFEは、次の4つの練習からなっています。第5章の「の⤴の⤵発声法」（189ページ）がこれにあたります。

①発声持続時間を長くする練習……のどの筋肉のウォームアップをします。主に小さな声で歌う練習をします。

②音階上昇練習……のどの筋肉をストレッチします。「のー⤴」と発声しながら低い音程からゆっくり音階を上昇させていく練習をします。

③音階下降練習……のどの筋肉を収縮させます。「のー⤵」と発声しながら高い音程から音階を下降させていく練習です。

④特定の高さでの発声持続練習……のどの筋力をアップさせます。特定の音程でで

きるだけ長く声を出す練習です。

このように言語聴覚士が行うさまざまな指導を通して、のどの機能を治療していきます。

生活習慣を見直す治療

言語聴覚士による生活習慣を見直す治療は、**「衛生指導」**と呼ばれ、主に次の3つの点を行うように指導がなされます。

①声帯やのど周りの保湿

②逆流性食道炎の予防、治療と禁煙

③大きな声や叫び声、怒鳴り声を出さない

この3点を重視しつつ、生活習慣を改め、声の不調を改善していきます。

①声帯やのど周りの保湿

１日あたり水分を１・５～２リットル飲むこと、吸入器（薬剤を霧状にしたものを吸入したり、スチームを吸入したりすることで、症状の緩和させる医療機器）を使って吸入すること、睡眠時に部屋を加湿しておくこと、必要があれば医師と相談のうえ、気道にうるおいを与えて痰を取り去る薬を服用する、といったことを習慣づけていきます。

②逆流性食道炎の予防、治療と禁煙

逆流性食道炎による音声障害を防いだり、治療するために、次の生活習慣を守るよう指導がなされます。

・睡眠時は枕を使用し、15センチ以上頭を高くして寝る
・刺激物の摂取を避ける（柑橘系の飲み物やトマト加工品、コーヒー、紅茶、コーラ、アルコール、玉ねぎなど）
・就寝2時間前以降は飲食をしない
・チョコレートや揚げものを食べない
・禁煙をする
・状況に応じて逆流性食道炎治療薬を服用する

③大きな声や叫び声、怒鳴り声を出さない

騒音の激しい場所では、つい大きい声を出し話してしまうため、そうした場所では声を出さないように指導がなされます。また、無理に大きな声を出したり、叫び声をあげたりなども、のどに負担をかけるので控えていただきます。

このような指導を通して、自分の声をよりいい状態にしていくことができるのです。

声は見えないため、どうしても感覚的に判断しがちです。

しかし、感覚的なものはあくまでもその人自身にしかわかりません。

言語聴覚士の指導のもと音声治療を繰り返していくうちに、これまで感覚的にしかとらえることのできなかった自分の声の状態を、より正確に理解できるようになっていきます。

代表的な治療法② 沈黙療法

沈黙療法とは、2、3日から2、3週間、声を出さずに声帯を休ませ、のどへの負担を減らし、症状を改善する治療法です。

沈黙療法をしている間は、大声を出すことや長時間の会話はもちろん禁止です。声を出さずにあいづちを打ったり、ジェスチャーを交えたりして相手に意思を伝えます。咳払いなども声帯に影響するので、できるだけ控えます。

特に器質性音声障害の中にはこれだけで治る障害がたくさんあります。なぜなら、器質性音声障害の場合は、普段から声を出す仕事や生活習慣を持っており、声帯に負担をかけていることによって起こっている方がほとんどだからです。

沈黙療法の効果が特に出やすいのは、**急性声帯炎**です。沈黙療法を始めて3日くらいで効果がでてきます。声がれの症状がある音声障害の7〜8割は、この沈黙療法を行います。

とはいえ、長期間声を出さずに生活するのは、あまり現実的ではないでしょう。中には1週間後に仕事上で重要なプレゼンテーションをしなければならない方や、舞台が控えている演劇関係の方、レコーディングを控えている歌手の方などがいます。

長期間声を出さずに生活することが難しい場合は、可能な範囲で沈黙療法を行ってもらいつつ、次に紹介する薬物療法や手術などで治療していきます。

代表的な治療法③　薬物療法

薬物療法とは、その名の通り、薬を使って音声障害の症状を改善していく治療法です。

この治療法の対象となるのは、薬だけで治る疾患を持った人と、手術をしたくない人、手術ができない人などです。

手術を選択しない人は、家庭や仕事の都合で入院ができない人や、手術をすることによって声が変わってしまったら困る人、あるいは症状により手術がリスクとなる人、手術そのものが怖い人などさまざまです。こうした人たちに対しては、まずは薬物療法で様子を見ていきます。

音声障害の治療に使われる薬物は、ステロイド薬と非ステロイド系の薬に大きく分けられます。

ステロイドとは本来、私たちの体にある副腎という臓器でつくられているホルモンです。このステロイドホルモンが持つ作用を薬に応用したものがステロイド薬（副腎皮質ステロイド薬）です。

ステロイド薬には次のような作用があります。

①抗炎症作用……炎症を促す物質の産生を抑制する作用
②細胞増殖抑制作用……炎症反応を引き起こす細胞の増殖を抑制する作用
③血管収縮作用……炎症部位の血管を収縮させることで、患部の赤みを鎮静させる作用
④免疫抑制作用……抗体の産生を抑制して、免疫機能を低下させる作用

音声障害の治療では、主に器質性音声障害を抱え、声帯に炎症が起こっている場合、炎症を鎮めることを目的にステロイド薬を使います。

また、器質性音声障害を抱えている場合で、プロ歌手や学校の先生など、職業的に声を使うプロフェッショナルボイスユーザーで、すぐに症状を治す必要がある人にも使うことがあります。

ただし、ステロイドを長期間にわたって服用すると強い副作用が出るリスクがあります。そのため、もともと糖尿病を患っている人や、胃潰瘍・十二指腸潰瘍、高血圧などの持病がある人は、治療にステロイド薬を使うことはできません。

ステロイド薬による治療

ステロイド薬は飲み薬のほか、早く高い効果が出るよう注射（点滴）で体内に入れていく方法、薬吸する方法があります。ステロイドホルモンは内服、点滴でも副作用として胃が荒れることもあるので、あわせて胃薬も処方されます。

・飲み薬の場合

飲み薬を経口投与する場合、長期間、大量に飲むと身体依存も出て副作用を引き起こすことがあるので、治療期間の経過とともに薬の量を少しずつ減らしていきます。

ステロイド薬の中でも「プレドニゾロン」という薬を使うことが多いです。プレドニゾロンは1錠5㎎のステロイド成分を含有する薬で、1日6錠・30㎎から始めます。

・注射（点滴）の場合

点滴で血管内に直接ステロイド薬を入れる治療法を「**パルス療法**」といいます。

1日あたり30㎎のステロイド薬を2～3日連続で点滴します。点滴にかかる時間は30分程度です。

1日あたりに投薬する量は経口薬と同じですが、効き目は血管内に直接薬を入れるパルス療法のほうがはるかに上回ります。即効性があるので、合併症がなければ声を使う仕事をされている人には最適でしょう。

短期間に集中してパルス療法をして治療効果が出れば、以降はステロイド薬をやめることも可能です。つまり、ステロイドの副作用を回避できる可能性が高くなるため、可能なら、ステロイド薬の経口薬を長く飲み続けるよりも、パルス療法を受けていただくほうがいいでしょう。

・薬吸する場合（ネブライザー）

飲み薬を服用してきて減薬が進んだ場合、ごく少量のステロイドを水に溶かし霧状にして吸入するという治療法があります。これを「ネブライザー治療」といいます（吸入で使用する機器や具体的なやり方については、第5章184ページでくわしくご説明します）。

私は声帯によく効く「デキサメタゾン」という薬を処方することが多いです。

普段から声をよく使う人はネブライザーを毎日行い、習慣化するといいでしょう。できれば朝・昼・夜と行うのがベストですが、忙しければ寝る前だけでも行ってください。

非ステロイド系治療薬いろいろ

音声障害で声帯に炎症が起こっているということは、声帯が「燃えている」状態で、熱を持っているということです。このとき、体は痰を出すことによって、その熱を冷まそうとします。

ところが、痰が多く出ると声帯の振動が阻害されるため、声がガラガラに割れてしまいます。

声帯の上に痰が絡まないようにするために、非ステロイド系フリーラジカル消去剤としてレバミピド、あるいはビタミンCなどを使い、痰をきれいに取り去る治療を行います。

薬を1日3回、2週間連続して飲んでいただくと、炎症が改善されます。

・ボツリヌス毒素声帯内注射

ボツリヌスは菌の一種で、菌の持つボツリヌストキシン（毒素）という成分には、アセチルコリンという筋肉を動かすための神経伝達物質の分泌を阻害する効果があります。

この効果を利用して一時的に筋肉を麻痺させることにより、声帯の痙攣がおさまります。主に痙攣性発声障害の症状を改善させるときに使用します。

ただし、この治療法は根治的なものではありません。あくまでも対処療法なので、薬の効果が持続するのは3か月程度です。3か月に一度、ボツリヌス毒素声帯内注射を打つために通院する必要があります。

音声障害はすぐ改善するものもあれば、根気よく治療しなければならないものもあります。長期的視点で見て、できるだけ体に負担をかけない方法で治療していきます。

代表的な治療法④　手術

手術をするかどうかは、患者さんのニーズによって決まります。

手術のメリットは、**投薬治療よりも早く症状の改善ができ、確実に治すことができること**です。

ただし手術は、声が変わる可能性がある、長い期間沈黙しなければならない、やや痛みがある、お金がかかる等のデメリットがあるため、一番はじめに選ばれることはあまり多くありません。

「失敗したらどうしよう」という不安を抱き、躊躇《ちゅうちょ》するのは当然でしょう。

手術で治す音声障害の症状の1つに、声帯ポリープがあります。この手術を全身麻酔で行うようになったのは、今から40～50年くらい前です。手術が始まったばかりのころは、手術を受けた声楽家の方の歌声が、思ったほど良くならなかったこともあったようです。

そのため、一部の声楽家の方の中には、「手術を受けてもきれいな歌声は戻ってこない」と考える人もいます。

以前、ポリープの治療のためにパルス療法を受け、3週間の沈黙療法にも耐えたけれども治らなかったという声楽家のお弟子さんがいました。結局、手術を医師から提案され、彼は師事する声楽家の先生に「手術をしてもいいですか？」と聞いたそうです。

すると、かつて先輩や同僚の声楽家が手術を受けて、きれいな歌声が戻っていないのを間近で見たことがあったその先生から、「手術を受けたら大変なことになる」と伝えられたそうです。お弟子さんはすっかり悩んでおられました。

このように「声帯の手術はすべきでない」という考えをされる方と出会うことは少なくありません。その多くが、かなり昔、手術の成功率が高くなかった時代の記憶が判断基準になっていることも一因です。

しかし、現在の手術の成功率は昔と比べると高くなっています。手術そのものはとてもいい治療法ですし、選択肢の1つとして考えていただいていいでしょう。

もちろん、手術をしなくても治る音声障害もあるので、手術をするかどうかは病院でよく専門医と相談してください。

声帯ポリープの手術

音声障害の手術で最もポピュラーなのは、声帯のポリープを取る手術です。「全身麻酔で行う方法」と「局所麻酔で行う方法」の2種類があります。

それぞれメリット、デメリットがあるので、主治医とよく相談してどうするのか決めていただくといいでしょう。全身麻酔・局所麻酔のどちらの手術でも、手術後は声を出さずに過ごす沈黙療法を約3日間していただきます。

・全身麻酔による手術

全身麻酔によるポリープの手術は、声帯の動きをしっかりと止め、喉頭鏡といわれる太い筒を口から入れて行います。顕微鏡を使うことにより患部を20倍以上に拡大して見ることができるので、喉頭ファイバースコープを用いる局所麻酔での手術よりも安全性は高くなります。手術器具を口から入れるため、首に傷跡が残ることもありません。

全身麻酔による手術の場合は入院が必要になります。前の日から入院していただき、その日の夜から絶食して、翌日手術になります。術後は部屋で少し休んでいただき、次の日の朝に帰宅というのが、一般的な流れです。

・局所麻酔による手術

局所麻酔で行う声帯ポリープの手術は、鼻から喉頭ファイバースコープを入れて、喉頭ファイバースコープの先端についた鉗子《かんし》でポリープを切除します。手術は5分程度で終わるため、日帰りできます。

ただし、局所麻酔による手術の場合は、手術を受ける人にはっきり意識があるので、手術中に動いてしまう可能性があります。そのため、全身麻酔よりもポリープをきれいに切除できない可能性が高くなります。

ご家庭の事情やお仕事の都合で、どうしても入院が難しい場合などの補完的なものとして、局所麻酔による手術があると考えてください。

声帯麻痺・声帯萎縮・痙攣性発声障害・変声障害の手術

音声障害のうち、声帯麻痺や声帯萎縮は、発声時に声帯にすき間ができて声がかすれたり、引きつった声になったりします。そこで声帯のすき間を埋める次のような手術が必要になります。

・声帯内注入術

声帯麻痺に行われる手術です。声帯の麻痺している側に、ヒアルロン酸や脂肪などを注入することによって声帯を膨らませて、ぴったりと閉じるようにする手術です。

頸部を切開する必要がないため、日帰りで行うことができるメリットがある反面、思うような声の改善が見られなかったり、効果の持続時間が短かったりといったデメリットがあります。

・甲状軟骨形成術

甲状軟骨形成術は、元京都大学医学部教授の一色信彦氏が考案した手術です。

頸部を4センチほど切開して、声帯の奥にあるいわゆる甲状軟骨を形成するものです。形成の仕方によって声が変わります。

手術の方法は次の4種類があり、それぞれ治療目的が異なります。

声帯麻痺や声帯萎縮では甲状軟骨形成術のⅠ型やⅣ型、痙攣性発声障害はⅡ型、変声障害（声が変声期を過ぎても低くならず高い声のままになる、頻繁に声が裏返るという障害）はⅢ型の手術を行います。

Ⅰ型……発声のとき声帯にできるすき間を埋める手術（声帯麻痺、声帯萎縮を患う人が対象）

Ⅱ型……甲状軟骨に過剰に力が入らないようにする手術（痙攣性発声障害の人が対象）

Ⅲ型……声を低くする手術（変声障害の男性や性同一性障害の人が対象）

Ⅳ型……声を高くする手術（声帯委縮や加齢により声が低くなった人が対象）

声帯内注入術

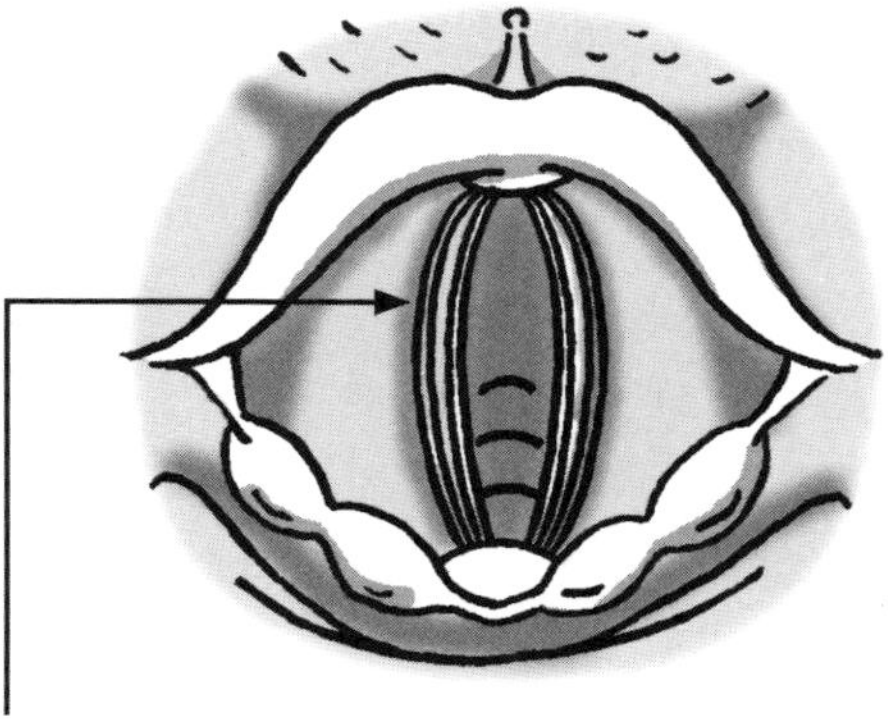

声帯に脂肪やヒアルロン酸
などを注入してふくらませる

また、局所麻酔で行うことができるため、手術中、声を出してご自身の好みの声に調整できる特徴もあります。

どの手術も首の皮膚を3～4センチ切るので、術後抜糸が可能となるまでの1週間程度の入院があり、沈黙療法を3日ほど行い、その後声を出す練習もしていくという流れになります。

【甲状軟骨形成術Ⅰ型】

Ⅰ型の手術では、甲状軟骨に穴を開け、そこからやわらかいプラスチックのような素材のポリテトラフルオロエチレンを挿入して声帯を押し、適正な位置まで移動させていきます。手術は40分ほどで終わります。

【甲状軟骨形成術Ⅱ型】

Ⅱ型の手術は、日本で考案された術式で、世界でも行われています。

甲状軟骨形成術Ⅰ型

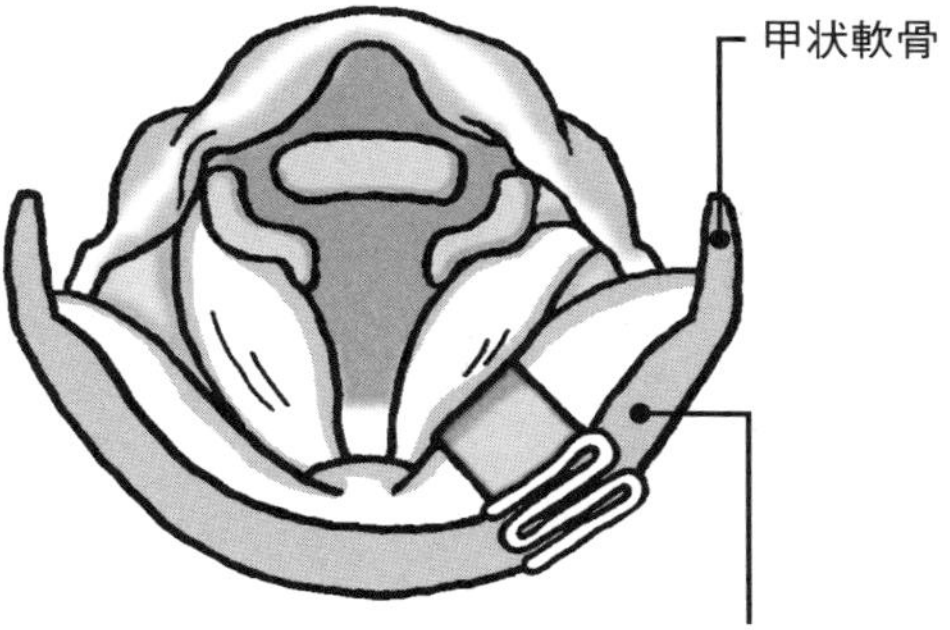
ポリテトラフルオロエチレンを挿入し、
声帯を適正な位置に移動させる

甲状軟骨形成術Ⅱ型

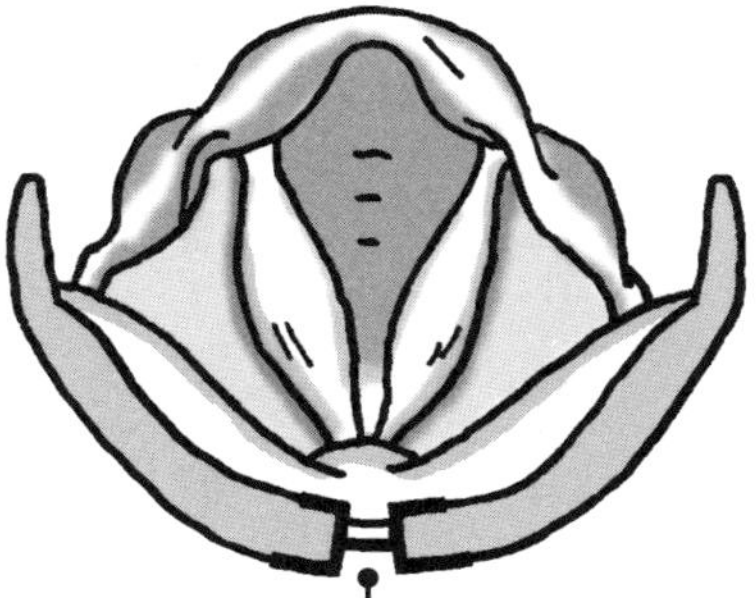
チタンブリッジを挿入し、
強く締まりすぎた声帯を広げる

甲状軟骨に力が過剰に入らないように、甲状軟骨を切ってチタンブリッジ（チタンプレートをブリッジ状にしたもの）を装着します。そうすることで、強く締まりすぎていた声帯が広がり、声が詰まらなくなるので、声が出しやすくなります。

この手術は局所麻酔で声を聞き、ご自身の好みの声の高さに合わせることができます。チタンブリッジを入れた瞬間に声の詰まりが取れます。約1時間で終わる手術です。

【甲状軟骨形成術Ⅲ型】

Ⅲ型の手術では、甲状軟骨の横の部分を切開し、甲状軟骨の翼の部分を短くすることによって、声帯をたわませる手術です。声帯をたわませることによって、ピンと張った声帯がゆるむので、声が低くなります。手術は約1時間で終わります。

甲状軟骨形成術Ⅲ型

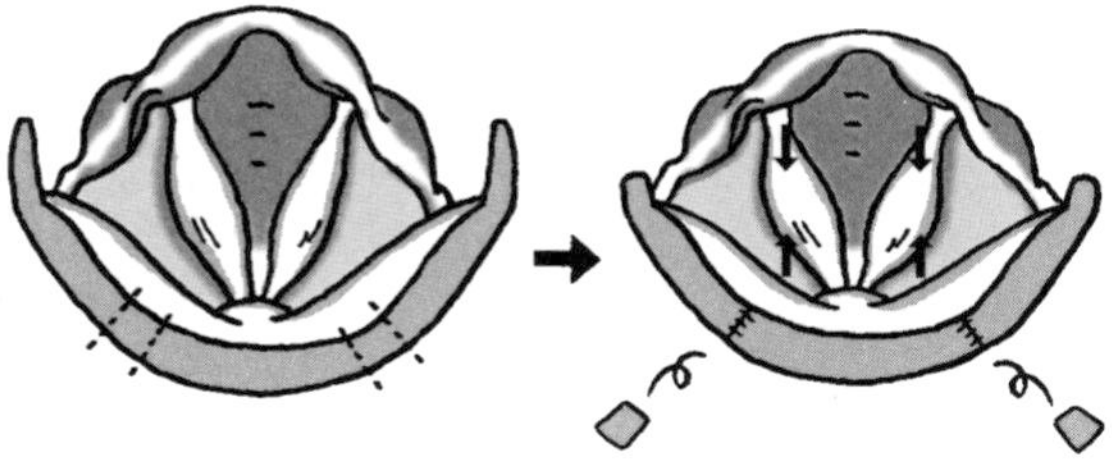

甲状軟骨を切開して短くし声帯をゆるませる

甲状軟骨形成術Ⅳ型

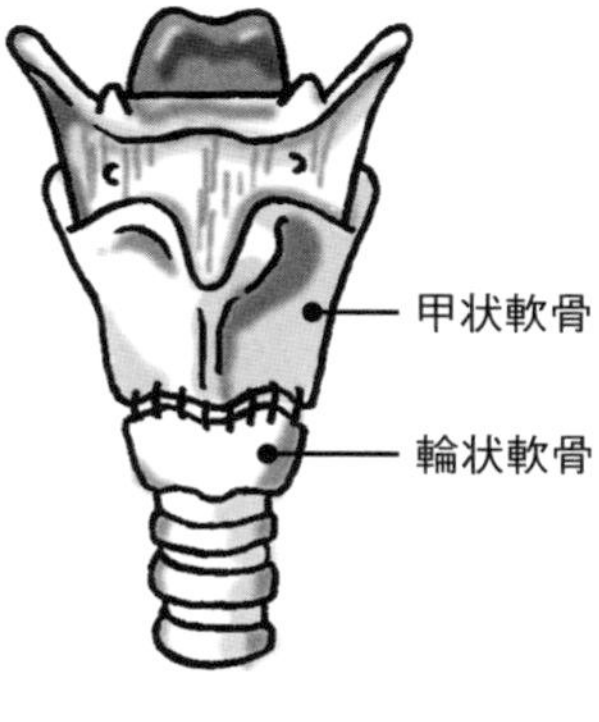

甲状軟骨と輪状軟骨を結び合わせて、
声帯の緊張を高める

【甲状軟骨形成術Ⅳ型】

甲状軟骨とその下にある輪状軟骨を結び合わせます。強く結び合わせると声帯の緊張が上がり、声が高くなります。

この手術も局所麻酔で声を聞きながら行うので、ご自身の好みの声の高さに合わせることができます。

＊＊＊

ここでは代表的な音声障害の手術を４つ挙げました。次ページ以降では、それぞれの音声障害についてどのような治療を行うのが一般的か、ご紹介します。

それぞれの疾患に対する治療の流れ

それぞれの音声障害に対して、どのような治療をするのが一般的なのか、ご紹介しましょう。一般的には、薬物療法や音声治療など、さまざまな治療を組み合わせて行います。

・機能性音声障害全般

機能性音声障害は、基本的に声帯自体に問題があるわけではなく、声帯その他の声を出す器官の使い方に誤りがあることが多いので、**音声治療**を中心に行って改善を目指していきます。

・痙攣性発声障害

痙攣性発声障害は、**音声治療**を行い、効果が見られなかった場合は**ボツリヌス毒素声帯内注射**をします。それでも効果が得られなければ、最終的に**手術**となります。手術の方法は2つあり、1つ目は先ほど紹介した**甲状軟骨形成術Ⅱ型**です。局所麻酔で、本人の希望を聞きながら声を調整することができます。

もう1つは、痙攣が起こる声帯の内側の筋肉（内筋）を両側切除する**声帯内筋切除術（マイエクトミー）**という手術です。これは私たちのグループが世界ではじめて考案した手術です。

甲状軟骨形成術Ⅱ型がのどの皮膚を切開して行うのに対し、声帯内筋切除術は口の中から切開を行うので、のどの皮膚に傷跡がつきません。ただし、全身麻酔で行うので、声の調整ができないというデメリットもあります。

それぞれのメリットとデメリットを理解したうえで、どちらの手術にするか選んでください。

・声帯結節・声帯炎

声帯結節・声帯炎は薬物療法がよく効くので、**薬物療法**と**音声治療**を並行して進めます。

・声帯ポリープ

声帯ポリープは**手術**を行うのが、いちばん効果が高いです。手術をしたくない場合は薬物療法と音声治療を行います。

・老人性嗄声

のど周りの筋肉を鍛えるために、**音声治療**を行います。場合によっては声帯に**トラフェルミン**という薬（くわしくは121ページ参照）を使用することもあります。

また、自費にはなりますが、声帯のシワを伸ばす薬を使うと効果が高いです。

・声帯麻痺

声帯麻痺は**音声治療**とあわせて、**薬物療法**や**手術（声帯内注入術、甲状軟骨形成術Ⅰ型）**などの手術をします。

・逆流性食道炎による音声障害

逆流性食道炎による音声障害は**薬物療法**を行います。使用するのは「プロトンポンプインヒビター（ＰＰＩ）」と呼ばれる薬で、非常によく効きます。また、逆流性食道炎は食べ方や食べている物が原因で起こることが多いので、**言語聴覚士による衛生指導**も行います。

・喉頭がん

喉頭がんは、のどにできものができる音声障害で、声がかすれるという症状が現れます。喉頭がんには、「扁平上皮がん」や「腺がん」などがあり、がんの種類によって治療法が異なります。がんが疑われる場合は、のどの細胞の一部を取って病理検査を行い、その組織の状態を見て治療法を確定します。その後、放射線治療や、レーザー手術、もしくはのどをすべて切除する手術をする場合もあります。声がれに気づいたら、電子内視鏡、もしくは喉頭ストロボスコープ検査、病理検査を行い、がんが確定したらがんの専門医に紹介という流れになります。

・心因性発声障害

心因性発声障害は、メンタルクリニックや心療内科でも診察と治療を受けながら、耳鼻いんこう科での診察と**音声治療**を行います。

このようにさまざまな治療を組み合わせていく音声障害の治療ですが、ここで紹介している治療の流れはあくまで傾向です。実際は患者さんご自身のご希望をうかがいながら、症状に合わせて治療法を選んでいくことになります。

知っておきたい音声障害治療のお金のこと

音声障害の治療にはどの程度の費用がかかるのかご説明しておきましょう（保険診療を前提とし、3割負担の場合の金額で記しています。また、金額は時期や病院、入院・手術の内容に応じて変動します）。

初診で喉頭ファイバースコープ検査、喉頭ストロボスコープ検査、音響分析検査、空気力学検査をした場合は、検査料は1万2000〜1万3000円くらいになります。ここに薬物療法で使用する薬の代金が3000円くらい加算され、合計で1万5000円くらいになります。

2回目以降の診察料は、1回あたり、2000~3000円くらいになることがほとんどです。薬の金額は変わらないので、プラス3000円として6000円くらいでしょうか。

言語聴覚士による音声治療は、施設によって若干の相違はありますが、当院の場合、1回20分で自己負担は700円くらいです。60分の音声治療を行った場合は、合計2000円くらいになります。

全身麻酔の手術で、声帯ポリープを片方だけ摘出する場合は、15万~16万円くらい、両方の声帯ポリープを摘出する場合は20万円くらいになります。

声帯麻痺を治す甲状軟骨形成術の場合、入院にかかる費用を含めて40万円くらいかかります。

「手術は高い」という印象を持たれたかもしれませんが、実際に自己負担する金額は、これよりも少なくなる場合が多いです。

健康保険には「高額療養費制度」という制度があり、1か月間（暦月）に払った医療費の額が、年齢や所得に応じて定められた上限額を超えると、その分が戻ってくるからです

たとえば、5月1日から31日までの間に払った医療費の額が30万円だとしたら、「30万円－その人の上限額」があとから戻ってくるというわけです。

ただし高額療養費制度の対象となるのは、健康保険が適用される診療のみとなります。自費診療にかかった費用は対象となりませんのでご注意ください。高額療養費制度については、厚生労働省のサイトの「高額療養費制度を利用される皆さまへ」（https://www.mhlw.go.jp/stf/seisakunitsuite/bunya/kenkou_iryou/iryouhoken/juuyou/kougakuiryou/index.html）を参照してください。

音声障害の治療に役立つ漢方薬・再生医療

音声障害の治療では、漢方薬を取り入れることもあります。漢方薬は音声治療との親和性も高いといわれています。音声障害を改善する漢方薬として、代表的なものをいくつかご紹介しましょう。

・声がれ、老人性嗄声……麦門冬湯《ばくもんどうとう》

麦門冬湯は、乾燥に効果があるといわれ、咳の治療によく使われてきた漢方です。麦門冬、半夏《はんげ》、大棗《たいそう》、粳米《こうべい》、甘草《かんぞう》、人参《にんじん》が配合されています。老人性嗄声の人や話しすぎる傾向のある人、職業がら声をよく出す人は活用するといいでしょう。

います。

・痙攣性発声障害……芍薬甘草湯《しゃくやくかんぞうとう》

芍薬甘草湯は甘草、芍薬が配合されています。主に、こむら返りなど、痙攣の症状を止める効果があるといわれています。そのため、痙攣性発声障害の人に向いています。

・逆流性食道炎による音声障害……六君子湯《りっくんしとう》

六君子湯は人参、蒼朮《そうじゅつ》、茯苓《ぶくりょう》、半夏、陳皮《ちんぴ》、大棗、甘草、生姜《しょうきょう》が配合されています。主に胃の運動を改善するといわれています。逆流性食道炎は、胃が動いたときに内容物がぎゅっと上に上がってくることによって起こる病気です。胃を洗い流す作用のある六君子湯を使うことで、改善が期待できます。

・更年期障害からくる音声障害……当帰芍薬散《とうきしゃくやくさん》

当帰芍薬散は、当帰、川芎《せんきゅう》、芍薬、茯苓、蒼朮、沢瀉《たくしゃ》が配合されています。更年期を迎えると女性ホルモンが低下することから、声が男性化する女性がいます。女性ホルモンを補って、更年期障害の諸症状を緩和するとされる当帰芍薬散を使うことで改善が期待できます。

声の再生医療について

最近では、再生医療の効果も注目されています。

特に酷使した声帯や、加齢によって委縮した声帯は、今までご紹介したような治療をしても、なかなか効果が出ない場合があります。

そんなとき、自費にはなってしまいますが、最終的な手段として声帯を再生するという方法があります。「トラフェルミン」という薬を使い声帯を再生させる方法で、京都大学で開発されたものです。

トラフェルミンは主に床ずれ、褥瘡《じょくそう》など皮膚再生を目的に、20年以上使われてきた実績のある薬です。これを声帯に投与すると、細胞への刺激によりヒアルロン酸が産生され、声帯粘膜のボリュームと弾力がよみがえり、声帯の働きが再生するという効果があります。

声帯の働きが再生することにより、声帯萎縮、声帯麻痺、声帯の瘢痕《はんこん》といった音声障害の症状が改善します（ただし、トラフェルミンはあくまでも床ずれ、褥瘡に使用するのが本来の使い方ですので、声帯の治療は適用外使用になります）。

第3章では、音声障害の治療を受けるにあたって、信頼できる医師や病院の選び方についてお話しします。

第3章

信頼できる医師・病院の見つけ方
6つのチェックポイント

声の不調を正しく治せる人を見つけるのは難しい

日本において、のどの専門医はさほど多くありません。

耳鼻いんこう科の医師はそれぞれ専門分野を持っており、日々その分野で研鑽《けんさん》を積み、診療にあたっています。

ところが、「のど」を専門にしている人は少なく、耳や鼻を専門にしている先生が「のども診ている」というのが実情です。

耳鼻いんこう科の診療対象となる部位は、文字通り「耳」と「鼻」と「のど」です。耳・鼻・のどは互いに密接しており、関連しながら働いているとはいえ、それぞれ独立した器官です。そのため、声の不調を正しく診断し、治すことのできる医師となると、なかなか出会えません。

このことは医療を受ける側からはわかりません。耳鼻科いんこうは耳・鼻・のどの3つまとめて「耳鼻いんこう科」であり、耳鼻いんこう科に行けばこの3つの部位の病気は治せると考えている人がほとんどです。

その結果、診察を受け処方された薬を飲んでもなかなか治らず、「おかしいなあ」と考え、ほかの耳鼻いんこう科へ行くことになります。

もちろん医師ですから、専門分野でなくても一通りの治療はできます。一過性の咽頭炎などのポピュラーな症状であれば、適切な治療をして薬を出してくれるでしょう。指示通りに服薬すれば改善していきます。

しかし、音声障害となるといささか状況は異なります。

医学部では音声について学ぶことはほとんどなく、それゆえに音声を専門にする医師の数も非常に少ないです。

そのため、音声障害を抱える人が耳鼻いんこう科に行っても、担当した医師がのどのことがわからず診断ができなかったり、診断ができて治療を始めたとしても治療効果が出なかったりということがしばしば起こり、あちらこちらの耳鼻いんこう科を転々とすることになります。運がよければ、音声治療にくわしい医師と巡り合うことができ、以前のように声を出すことができるようになるかもしれませんが、そうでない人のほうが多いようにも見受けられます。

「もう病院では治らないと思って、民間療法に頼りました」とおっしゃる方にお会いしたこともあります。専門的な知識を持たない人のもとでボイストレーニングを受け始めたり、「○○を買ったら治る」と言われてついつい買ってしまったりなど、医学的に根拠のない「療法」に取り組んだものの、結局声の不調は治らないうえに、法外な施術料を払ったという話も聞きます。

本章では、そのような医学的根拠の乏しい療法に惑わされることがないように、病院で医師に伝えるべきことと、信頼できる医師・病院を見つけるポイントをお話ししていきましょう。

医師に伝えるべき5つのポイント

あなたに適した治療を受けるには、自分の症状について正しく伝えることが必要です。

医師に次の5つのポイントに情報を整理し、伝えることで、医師も状況を整理して理解でき、あなたにとってより適切な診断をしていただけるでしょう。

・いつからその症状が出ているのか
・どんなきっかけでその症状が出ていることに気づいたのか
・日々の生活パターンはどうか（どのように過ごしているか）

・その症状が出やすい時間帯はあるか（どういう時間帯か）
・どんな言葉、どんな音が発声しにくいか

医師は、いつごろから何をきっかけにその症状が出たかを知りたいわけです。

以前、「1か月前から声が出にくくなったんです」と言う方がいらっしゃいました。「そのころに何か特別なできごとがありましたか？」とお尋ねしたところ、「うちのペットが亡くなりました」とおっしゃいました。

こうした情報が得られると、心因性発声障害も原因の候補として考え、その治療法を踏まえて、今後の方針を決めることができます。

また、生活パターンを把握するのも非常に重要です。

私は不調を抱える方の職業、働き方のほか、余暇の過ごし方や食べ物の好みについてもお聞きするようにしています。

以前いらしたかすれた声の女性は、お話からホステスの仕事をしている方で、売り上げを増やすために、お酒をたくさん飲む生活をしていることがわかりました。

あるダミ声の中高年の男性は、辛いものが大好きだったり、何十年にもわたる喫煙習慣があったりする人でした。

飲酒や辛いものの食べすぎ、喫煙などが、音声障害の原因になっている場合もあります。

こういった場合は、生活習慣を見直す指導を行います。

声の不調が起きる時間帯を知ることも重要です。

朝はふつうに声が出せるけれども夕方になるとかすれるのか、あるいは朝は声を出しにくいけれども時間の経過とともに出しやすくなるのかなど、必ずお尋ねするようにしています。

どんな言葉が発声しにくいのかなどの情報も、診断に役立ちます。

たとえば、痙攣性発声障害になると「あ行」が発音しにくくなります。言葉に注目することで、原因を特定しやすくなることもあるのです。

医師はこうしてさまざまな角度からヒアリングを行い、検査結果と併せて慎重に診断していきます。医師にとって患者さんからの詳細な情報は、ていねいな問診と原因を探る大切な手がかりになるのです。

ポイント①
のどの専門医である

信頼できる医師や病院を見つけるにあたっては、大前提として、次の2点を満たしていることが大切です。これは、どんな治療法を選ぶにしろ、です。

①医学的な診断と評価ができる治療法であること
②治療法に医学的根拠があること

音声障害の治療は、「のどの専門医」に診てもらうのが不可欠です。のどの専門医なら、専門的な知識と技術を持って検査と適切な診療を行い、ほかの医療機関とも連携を取りながら、声の疾患で悩む人1人ひとりに合った治療計画を策定できます。治療法はその人の生活環境や仕事の状況によって変わります。

声帯結節や声帯ポリープが原因の音声障害の場合は、目で見て判断がつきやすいです。しかし、機能性音声障害や心因性発声障害のように、目で確認できる病変がない場合は、よりいっそう診断が難しくなります。きちんと音声障害の診断をし、治療をするには時間も手間もかかるのです。

のどの専門医を探すには、**日本気管食道科学会**のホームページで公開されている「専門医名簿」(http://www.kishoku.gr.jp/specialist_list/)を活用する方法があります。

また、**日本喉頭科学会**に所属していれば、のどについて学んでいる医師であるとわかります。病院のホームページなどの医師紹介で、**日本喉頭科学会**、または**日本音声言語医学会**に所属しているかどうかを確認する、あるいはそうした学会に所属しているかを医師に直接聞いてみてもいいでしょう。

ポイント②
「喉頭ストロボスコープ検査」ができる

音声障害を治療していくにあたり、「のどの専門医」に診てもらうことを第一条件に挙げましたが、「のどの専門医」の中でも**音声治療を専門としている医師**であれば、よりくわしく原因を調べ、対策を考えることができます。

ただし、繰り返しお伝えしている通り、「のどの専門医」そのものが日本では少ない現状があります。

日本耳鼻咽喉科学会に所属している専門医は約1万人います。

そのうち、日本喉頭科学会に所属している医師は約1000人です。

さらに日本喉頭科学会に所属していても、全員が音声治療を専門としているわけではありません。１０００人の医師うち、音声のみを専門にしている医師はおよそ１００人といったところでしょう。そのうちの２〜３割が東京で診療にあたり、残りの７〜８割がほかの道府県で診療にあたっています。

音声治療専門の医師がいる病院の見極め方

では、このような現状をふまえたうえで、どのようにして音声治療専門の医師がいる病院を探せばいいのでしょうか。

まず、その基準の１つが、**「喉頭ストロボスコープ検査」をしている**ことです（喉頭ストロボスコープについては69ページ参照）。なぜ喉頭ストロボスコープのある病院を選ぶべきかというと、音声治療専門の医師がいる可能性が高いからです。

スマホやパソコンなどで、「ストロボスコープ　耳鼻いんこう科」という言葉で検索して探すといいでしょう。ホームページなどで喉頭ストロボスコープについて紹介している病院がヒットするはずです。

耳鼻いんこう科であれば喉頭ファイバースコープはどこでも備えています。ところが、喉頭ストロボスコープとなると、極端に扱っている病院が少なくなります。喉頭ストロボスコープのある耳鼻いんこう科の数が少ない理由は、音声治療専門の医師が少ないからです。そもそも大学の医学部の中でも、喉頭ストロボスコープのあるところは多くありません。

音声専門の医師は皆、喉頭ストロボスコープを使うメリットをよく理解しているので、自分の病院で喉頭ストロボスコープを取り扱っていれば、必ずそのことをホームページに記載しているはずです。

ポイント③

言語聴覚士の音声治療が受けられる

病院を選ぶ際に押さえておきたいことが、もう1つあります。それは**「言語聴覚士による音声治療が受けられるかどうか」**ということです。

音声障害の改善には医師による治療のみならず、音声の専門家である言語聴覚士による発声訓練や衛生指導が必要になることが非常に多いです。

言語聴覚士は音声専門の医師のもとで仕事をするため、喉頭ストロボスコープを扱う病院には間違いなくいるはずですが、念のためにホームページをよく見て確認しましょう。

ホームページに言語聴覚士による音声治療について記載がない場合には、電話で尋ねるといいでしょう。

言語聴覚士は複数いることが望ましい

言語聴覚士は2人以上、できれば男性と女性それぞれいるところが望ましいと私は考えています。

言語聴覚士は圧倒的に女性が多いのですが、男性女性それぞれ身体的事情が違いますし、同性のほうが言いやすいこともあります。たとえば、女性は、生理の前になると声が出にくくなるなどの症状が起こる人がいますので、そうしたことも同性ならば言いやすいでしょう。

私の経験上、異性よりも同性に対するほうが指導も厳しくなるので、同性の言語聴覚士の指導を受けるほうが、治療効果は上がると考えています。リハビリにせよ衛生指導にせよ、ある程度の厳しさは必要です。その点でも、同性の言語聴覚士に指導を受けるほうがいいでしょう。

医療関係者とはいえ、異性にあれこれ体のことを聞かれるのが苦痛な人は、同性の言語聴覚士がいるかどうかを確認しておくようにしましょう。

現状を鑑みると言語聴覚士は男女1名ずつ、合計2名が常駐していれば御の字ではありますが、本音を言うと3人以上いてほしいところではあります。

言語聴覚士にもそれぞれ得意な分野・不得意な分野があるからです。それをお互いにカバーするために、3人以上いるのが理想的ではあります。

また、法律で、音声治療は言語聴覚士1対1の診察で、20分以上行うことと決められています。そのため、3人以上の言語聴覚士がいるということは、その病院が時間をかけて熱心に音声治療に真摯に取り組んでいる、信頼に足る病院と判断できるのです。

ポイント④
さまざまな治療法を提示し、きちんと説明できる

病院を見つけたら、次はあなた自身が診察を受けてみて、その医師が信頼に値するかどうかを確認する必要があります。その際のポイントとなるのが「さまざまな治療法を提示してくれる医師であるかどうか」です。

音声障害の種類にもよりますが、提示してくれる選択肢が多ければ多いほどいいと思ってください。

おすすめなのは、「まずは沈黙療法と薬で様子を見ましょう。処方する薬には○○の効果があります。あわせて言語聴覚士の衛生指導を受けて、日常生活の注意点を守って過ごしてみてください。○日後からは声のリハビリを始めましょう。そ

れで○か月経っても治療効果が得られなければ、手術を視野に入れたほうがいいかもしれません。手術の方法は2通りあって……」というように、わかりやすい言葉でさまざまな可能性を考えながら、治療プランを具体的に提示してくれる医師です。そういう医師なら安心できます。

また、医師の中には手術についてまったく触れない医師や、手術を強くすすめてくる医師がいますが、その場合はセカンドピニオンを考えたほうがいいでしょう。

医師の中には手術経験がほとんどなく、明らかに手術をしたら治るケースでも、手術しない方向に誘導しようとする人もいます。手術のデメリットをいくつも挙げ、「こんなふうに手術をしてもいいことはないから、薬で治しましょう」と言って、ステロイド薬による治療一辺倒になってしまうこともあります。その結果、症状は改善せず、いよいよ声が出なくなった段階で、手術を求めてほかの病院に行くということになってしまいます。

一方で、むやみやたらと手術をすすめてくる医師にも注意が必要です。手術の実績が多いからといって、のどの専門医として優れているわけではありません。手術を回避する医師も、手術ばかりすすめる医師も、問題は治療が患者さん主体でなく医師主体になってしまっているところにあるのです。

治療法や方針に偏りがある医師には疑いの目も向けるようにし、セカンドオピニオンを受けることを検討してください。

必ず検査結果の説明を求めよう

のどが専門の医師は、喉頭ファイバースコープ検査を必ず行います。

しかし、すべての医師が喉頭ファイバースコープで撮影された動画をしっかり見て、患者さんの症状を把握し、その結果を患者さんに説明し、治療に役立てているとは限りません。

医師は毎日何十人もの患者さんを診察しています。常に時間に追われているので、検査さえしておけばそれでよしとする医師も少なくないためです。

もし、喉頭ファイバースコープ検査をしたにもかかわらず、検査結果について説明をしてくれないような場合は、自分から説明を求めてください。

これに対してきちんと答えてくれない（答えられない）場合には、「自分の病状をきちんと知っておきたいので、どこか説明してくれる耳鼻いんこう科を紹介してもらえませんか」と言ってもいいでしょう。少々勇気のいることですが、自分の体を守るためには自分から積極的に質問して、理解しておくことも大切です。

日本には医師の立場が上で、患者さんがそれに従う風潮がありますが、本来、医師と患者は対等な立場です。

もし、本気で音声障害の治療に取り組んでいる医師であれば、喉頭ファイバースコープ検査の結果についてもきちんと説明してくれるはずです。

ポイント⑤
術後のケアも執刀医が行う

手術をすることになった場合、執刀医が術後も診てくれるかどうか確認しておくことも、音声障害を治療するうえで大切なポイントの1つです。

今、厚生労働省が推し進めているものに「病診連携」という方法があります。

これは、手術設備があまり充実していない市中のクリニックから、手術機器の充実した総合病院を紹介し、総合病院で手術を受けていただいたあと、術後はまたクリニックで治療を続ける方法です。

しかし、この「病院連携」では、手術の執刀医ではない医師が、術後に推測で診察しなければならなくなるというデメリットがあります。

音声障害の治療をする場合、術後に微妙なさじ加減が必要になることがありますが、それも手術を実際に執刀していないと難しいことがあります。クリニックの医師は手術現場にいなかったわけですから、術後を託された場合、どこをどう処置したかが細かくわからず、適切な治療がしにくいのです。

執刀医は当然自分で手術をしているので、どこを強化するようなリハビリが必要か、あるいは、どこを弱くしたほうがいいかなどをよく理解しています。そのため、術後に適切な治療ができるのです。

ただし、執刀医が経験豊富なベテラン医師の場合、当然たくさん手術をするわけですから、診察してもらうまでには時間がかかってしまいます。その場合は、毎回ではなくても、**定期的に執刀医に診てもらいたい旨を病院側に伝え、診てもらうといいでしょう**。

手術を希望・検討している人は、手術後も一貫して執刀医が診てくれる姿勢があるかどうか、確認してみることをおすすめします。

ポイント⑥
セカンドオピニオンを認める

治療を受けていると「この先生は悪くはなさそうだが、ほかの先生の意見も聞いてみたい」と思われることもあるでしょう。

そんなときには、迷わず**セカンドオピニオンを求めること**をおすすめします。医師には率直に「先生のことは信頼していますが、ほかの先生のセカンドオピニオンも聞いてみたいです」と言っていただいてかまいません。きちんとした医師なら、患者さんの気持ちをわかってくれます。

もし、このように言われて怒り出す医師や、「私はどんな症例でも治せます」「ほかの専門医がいる施設で断られた病気も、私は治せます」などと言う医師であれば、あまりおすすめできません。

音声治療専門の医師であっても、当然得意な分野は限られます。

私の場合、得意分野は歌声です。私自身、子どものころから音楽が大好きで、長く合唱を楽しんできました。そのため、患者さんにはプロ・アマチュアを問わず歌を歌っている人が大勢います。東京の病院に勤務していることもあり、歌声に障害を持った多くの患者さんの治療にあたってきたおかげで、経験値を上げることができました。

私が歌声の治療を得意とするように、全国の音声専門の医師にはそれぞれ得意分野があります。

得意分野があるということは、裏を返せばあまり得意ではない分野、精通していない分野もあるはずです。

ですから、「私はどんな症例でも治せます」や「ほかの専門医がいる施設で断られた病気も、私は治せます」などと主張する医師は信用できないですし、患者さんが期待する効果も得られるのかどうか、はなはだ疑問です。

ほかの病院で断られるのは治療が難しいからです。そこを安易に「治る」と言い切ってしまうのはいささか安直すぎますし、患者さん側が期待するような医療が提供できるのか疑問を感じざるを得ません。もちろん、患者さんをサポートしたいという気持ちからの発言の場合もありますが、冷静な判断をし、慎重に向き合う姿勢のある医師のほうが、確かな治療をしてくれるでしょう。

セカンドオピニオンを求める場合は、必ず紹介状をもらう

また、患者さんが「次の病院に行きたいので紹介してください」と言ったとき、にべもなく「自分で調べてください。私は知りません」と答える医師もいると聞きます。

医師からこう言われると少しショックかもしれませんが、紹介状だけは必ず書いてもらってください。「紹介状を書いてください」と言って拒絶されることはないので安心してください。

私たち医師の側も、紹介状を持ってきてくださると非常に助かります。ある程度診断がついていると、診察の手がかりになるためです。

たとえば、前の医師が紹介状の中に「右の端に気になるものがある」と書いていたとしたら、次の医師はそこを入念に見ます。紹介状がないまま次の病院へ行くと、一から検査をやり直さなくてはなりません。紹介状があれば前の病院で検査にかけたお金と時間も無駄にせずにすむので、患者側にもメリットがあるのです。

＊＊＊

本書の巻末に掲載しているＱＲコードからは「音声障害治療医療機関一覧」にア

クセスすることができます。声の出しにくさでお困りの方は「音声障害治療医療機関一覧」の中から近くの病院を探していただき、ぜひ一度病院に検査を受けに行ってみてください。

続く第4章では、音声治療や薬物療法、手術等を受け、実際に音声障害を改善した方々の例をご紹介します。

第4章

音声障害を改善した患者さんの実例集

音声障害の原因はさまざま

この章では、声に不調を抱えた人たちがどのような経過をたどって声の病気に気づき、どのような治療を受けて回復に向かったのか、ご紹介しましょう。

①特定の場面でのどが締まる「痙攣性発声障害」（30代・女性）

Aさんが声に異変を感じるようになったのは、今から3年前のこと。当時、飲食店で働いていたのですが、お客様やスタッフと話をするときに声が思うように出せなくなりました。

最初は「のどの調子が悪いだけなのかな？」と思っていたそうですが、どんどんひどくなっていき、なじみのお客様から「声、どうしたの？　大丈夫？」「何を言っているのか聞き取れないわ」などと言われるようになっていきました。

そこで、Aさんは家の近くの耳鼻科で診察を受けます。ところが、声帯をはじめとする発声器官に異常は見つかりませんでした。念のため、紹介された大学病院でも診てもらったのですが、そこでも原因はわからずじまいでした。

しかし、症状はどんどん悪くなっていきます。

「もしかしたら精神的なものに原因があるのでは？」と思ったAさんは、メンタルクリニックにも足を運びましたが、やはり原因がわかりません。

このころには、仕事中、**「話をしなければ」と思うと、キュッとのどが詰まった感じになってしまい、スムーズに話し始めることができなかったり、声がふるえたりかすれたり、小さな声しか出せなかったり**と、かなり不自由するようになっていました。「え？　今、なんて言ったの？」と聞き返されることも増えていました。

しかし不思議なことに、家族や友人と話すときは、そうひどくはありません。

悩んだAさんが、私のところへいらっしゃったのは、最初に症状を認識してから1年くらいたったころのことです。

診察してみると、のどの筋肉がある状況になると締まってしまうタイプの音声障害であることがわかりました。

「機能性音声障害の一種である『痙攣性発声障害』ですね」と私はAさんにお伝えし、音声治療の専門家である**言語聴覚士の指導によるリハビリをメイン**に治療を行うこととしました。

Aさんには月に1回の通院とあわせて、のどをケアするトレーニングをいくつか自宅でやっていただきました。ストローを使った息の使い方のトレーニング、のどのマッサージなどです。

トレーニングを毎日欠かさず行うのは現実的に難しかったので、Aさんは「できる限りやる」というふうにマイルールを決め、気づいたときにやりやすいものをやるようにしたそうです。

治療を始めて、4か月くらいたったころから「え？ 今、なんて言ったの？」と聞き返される回数が激減しました。

あわせてのどの筋肉の緊張をほぐす効果のある漢方薬を処方したところ、症状が改善して、比較的早くに薬は飲まなくてよくなりました。

最初のうちは月1回のペースだった通院も、次第に間隔があくようになり、治療を始めて2年が過ぎた今は3～4か月に1回のペースの通院となっています。

Aさんは「痙攣性発声障害」と診断を受けたあと、接客業から声を出さずにすむ仕事に転職しました。これで気持ちがかなり軽くなったのか、楽に声を出せるようになったそうです。

今でも体調や精神状態によって声の出しやすさには差があるようですが、あまり焦らず自宅でのトレーニングを怠らないように、のどのケアを続けておられます。

②声帯にこぶができる「声帯結節」（30代・男性）

Bさんは、プロの歌手として活動しています。活動の場は主にインターネットで、専用のアプリを使ってギターの弾き語りのライブ配信をしています。特定のファンもついて、1日平均で7時間はライブに費やすこともありました。

配信では歌を歌うだけでなく、積極的におしゃべりもします。ファンに喜んでもらうために、奇声を発するリアクションや、ときには「変な声の出し方レクチャー」までですることもありました。

ところが、ライブ配信を始めてわずか1か月後から、**2日に1回くらい「今日はいい声が出なかったな」と思うようになっていった**のです。

さらに**高い声が出しづらく感じることが増えました**。本来ならそこで様子を見るべきだったのでしょうが、Bさんはライブ配信を続け、のどを酷使してしまい、ついに**裏声が出なくなってしまいます**。

あわてて近くの耳鼻科に行き、声帯を診てもらったところ「赤く腫れているので薬で治しましょう」と言われたそうです。しかし、医師に指示されたままに薬を使ったものの、いっこうに改善する兆しがありません。

そこでミュージシャン仲間に紹介され、私のところにいらしたのです。さっそく検査をしたところ、「声帯結節」が見つかりました。

私が提示した治療法は、薬を使って様子を見る方法です。それで改善しなければ、声帯に直接注射を打つ方法、手術で結節を取る方法があります。

はじめは薬で様子を見ることにしましたが、Bさんは次第に「早く治したい」という気持ちが強くなり、手術を決断されました。

手術をした日も含めて3日間は完全沈黙、手術の3日後の術後検診で順調に回復していたため、その日から1週間は1日30分だけ会話するのを許可、さらには翌週は2時間までの会話を許可……というふうに声を出せる時間を延ばしていきました。

手術から1か月たったころには「配信活動を再開していいですよ」という許可が出せるくらいまで回復されました。

手術によってBさんがいちばん変わったのは、声が若返ったことです。20歳くらいの声に戻ったような感じでした。

歌を歌う人たちからは「よくそんな手術ができたね。自分だったら声が変わると思うと、できない気がする」と言われたそうですが、Bさんは「歌えなくなるかもしれない恐怖」や「声が出なくなるかもしれない恐怖」に直面し、「手術をしたおかげでまた歌えるようになってよかった」と感じておられます。

音声障害で悩んでいる人には、手術という方法があることを知っていただきたい一例です。

③突然声が出なくなる「声帯麻痺」（20代・女性）

看護師として働くCさんは、勤務中に突然、のどの異常に気がつきました。患者さんの状態が悪くなったので、大きな声を出してほかのスタッフを呼ぼうとしたところ、**声がかすれて出なくなった**のです。

うまく発声ができず、まったく言いたいことを伝えることができないありさまです。お茶を飲めばよくなるかもしれないと休憩室に戻ってお茶を口にすると、気道のほうに入ってむせ返りました。

Cさんは職業柄、嗄声と嚥下障害が同時に起こるのは、何らかの原因で声帯の動きを支配する神経が障害されたからだな、とピンときたそうです。勤務していた病院の耳鼻科で、内視鏡で診てもらったところ、予測通り片側の声帯がまったく動いていなかったといいます。

原因を探るために、全身のCTやMRIなどの検査を行ったところ、腫瘍ができているることがわかりました。その後、くわしい検査の結果、「甲状腺がん」が見つかり、リンパ節に転移もあったので、大学病院で手術を受けることになりました。

しかし、大学病院で甲状腺がんを取る手術はうまくいったものの、大きい声が出せず、息切れせずにしゃべることができなくなる症状が残ってしまいました。通常なら一息で言うことができる言葉も、すぐに息が苦しくなってしまうため、区切って話すことしかできません。

手術をした病院に「声が出せるようにならないと仕事ができないので、発声を専門にしている耳鼻科を紹介してください」とお願いし、私のところに来られました。

声帯が正常な状態では、左右の声帯が同じ動きで開いたり閉じたりすることで振動し、それが声になります。ところが検査をしたところ、Cさんは右の声帯を動かすことができませんでした。声帯麻痺の症状です。

そこで、嗄声の原因となっている声帯麻痺を治す手術を行いました。

すると驚いたことに、**ワンフレーズを息切れすることなく話すことができるようになり**、もとの仕事に復帰するまでになられました。3か月間休職していたので、体力的にはいささかつらいところがあるようですが、もとのようにきちんと声が出せるようになられました。

今は毎月通院時には、言語聴覚士による音声治療を受けつつ、自宅でもできる範囲で声のトレーニングを行っていただいています。

④声を出すと咳が出る「老人性嗄声」（90代・男性）

Dさんは、長年コーラスをしています。

10年ほど前に**のどが痛くて声が出づらくなりました**。

近所の耳鼻科に行ったところ「あなたは歌を歌う人だから、声帯専門の先生に見ていただいたほうがいいでしょう」と言われ、私のもとに来られました。

私からは「年齢的に声帯が痩せてきていることが原因ですが、正しい発声法を身につけることで、のどが痛くなったり、声が出づらくなったりすることはなくなりますよ」とお伝えしました。

そして、定期検診と言語聴覚士による発声訓練を、最初のころは1か月に1回、しばらくたってからは3か月に1回受けてもらい、あわせて自宅で声のトレーニングを毎日行っていただきました。声楽家のボイストレーニングにも通われたそうです。

その後はコーラスグループで歌い続け、歌える喜びを存分に味わってきたDさんですが、長年連れ添った妻を亡くし、そこに追い打ちをかけるようにコロナショックが襲います。かれこれ4か月ほど、誰とも話をしない日々が続きました。

すると1人で歌を歌っていると、**咳が出るようになり**、たまに誰かと話をするときも、**話し始めにむせてしまうようになった**のです。

病院に来られたDさんには「使っていた声帯を自粛生活で使わなくなったから、筋肉が弱っているだけですよ。以前のように歌ったりしゃべったりしていれば自然に治ります」とお伝えしました。

以後、1か月に1回は病院に通い、声帯のチェックをしていただいています。

人生の質や、生きるはりあいに声が大きくかかわっていることを痛感したDさんは、コーラスのほかにも、被爆者として被爆体験を語り継ぎ、声を積極的に使う生活を続け、活躍されています。

⑤風邪をきっかけに発症した「急性声帯炎」（70代・女性）

Eさんがのどの調子が悪いと感じ始めたのは、ある年の冬のことです。内科に行き、咳止めや風邪薬を処方してもらい飲んだところ、一時的にはよくなりましたが、しばらくして再び悪化しました。

そこで今度は、耳鼻科で診察を受けたところ「声帯がちょっと赤く腫れている」と言われ薬を出してもらったそうです。ところが、まさにその夜、**まったく声が出なくなってしまいました**。

当時、Eさんは大学で学生たちに歌を教えていました。もともと中学校の音楽の教員として定年まで勤めあげたあと、縁あってその大学で教鞭を執るようになり、同時に自分の音楽活動を始めました。その活動の重要な柱が個人リサイタルです。のどの調子が悪くなったのは、ちょうどそのリサイタルの準備の真っ最中でした。

歌を歌っている知人に紹介されたと、私のもとにやってきたEさん。動揺しているEさんに私は「今は声帯の使いすぎで疲れているだけです。でも声帯は筋肉なので必ず疲労回復するし、トレーニングすればまた鍛えることができます。まずは専門家の指導のもと、トレーニングを始めましょう」とお伝えしました。

検査の結果わかった病名は「急性声帯炎」です。

そして、診察に同席した言語聴覚士の指導のもと、声のトレーニングを自宅で行って治していただくことにしました。

あわせて、最初の1か月間は仕事もお休みして、日常生活ではほぼ声を出さずに声帯を休ませるよう指示しました。家族とのコミュニケーションも、筆談とジェスチャーです。声を出すのは1日3回、それぞれ30分ずつの発声トレーニングをするときだけです。

このときのEさんの声は、これまでとまったく違っていました。Eさんが長い年月をかけて作り上げてきた声、中でもとても大切にしてきたのが声の「響き」です。声も楽器の音も、響きがなければただの「物理的な音」にすぎません。そこに響きがあるから音楽になっていくのです。その肝心の響きを、そのときのEさんの声は、完全に失っていました。

しかし、嘆くだけでは前に進むことはできません。自分の声を取り戻せると信じて、地道に発声トレーニングで治すと覚悟を決められました。

月に1回通院して、診察と言語聴覚士の指導を受けつつ声のトレーニングを続けたところ、**4か月くらいたったころから、声に響きがよみがえってきました。**私は「もっと歌ってもいいですよ。歌うことがトレーニングになりますから」とお伝えしました。

Eさんは今まで以上にのどをいたわりつつ、声を大事にして活躍されています。

⑥のどそのものに異常はない「心因性発声障害」(30代・女性)

30代のFさんは、10年前から声が出しづらくなりました。最初は風邪でのどの調子が悪いだけだろうと思い、病院にも行かなかったそうですが、いっこうに治らないため、耳鼻科に行ったところ、咽頭炎と診断され、抗生剤を飲むようになりました。

ところが、やはり改善しないのです。

のどにギューッと力が入り、日によって声がかすれたり、ほとんど出なかったり、息苦しかったりなど、症状はさまざま。

2年間で3軒の耳鼻科と1軒の大学病院に行ったそうですが、それでも治らず、耳鼻科の紹介で私のところに来られました。

検査の結果、**声帯やのど周りに異常はなし**。機能的な障害もなかったため、「心因性発声障害」という診断をしました。

心因性発声障害は精神的ショックを受けたときに発症することが多いのですが、ささいなきっかけで発症することもあります。

治療は言語聴覚士によるリハビリをメインにしていただきました。

呼吸法と話し方についてお伝えし、実践していただいています。

たとえば、息を深く吸い、深く吐いて話すこと、そして1回にしゃべる単語の数を減らすこと、息継ぎをしっかりすることです。しゃべるスピードもゆっくりがいいですよと繰り返しお伝えしました。

Fさんは8年前から2年くらい通院され、少しブランクがありましたが、2年前からまた私のもとへ来られるようになりました。

治療を始めてからは、苦しまずに話せる時間がでてきたそうで、少しずつではありますが改善に向かっています。ただ、日によって声の調子が良くなったり、悪くなったりするそうなので、まだ安定はしていないように感じます。

ゆっくりでも少しずつ回復するように、今でもサポートさせていただいています。

＊＊＊

このように、音声障害の治療法は、沈黙療法から手術までさまざまですが、それらの治療と同時に大切になるのが、自身で行う声のトレーニングです。

次章では、声に不調のある人に向けて、自分でできるケアやトレーニングの方法を紹介していきます。

第5章

声の不調をラクにする毎日の習慣・トレーニング

のどの不調を治すうえでやめるべき9つの習慣

のどは、「声を出す」「息をする」「食べ物を飲み込む」という3つの大切な役割があります。のどを守ることは音声障害の予防になるだけでなく、全身の健康を守ることにつながります。

私は声を出すときに使うのどの筋肉を**「声筋《こえきん》」**と呼んでいますが、この「声筋」が衰えると、のどを閉じることができなくなり、外部から細菌やウイルスが入ることで肺炎を起こすリスクも増えます。

本章では、音声障害を改善するとともに、この「声筋」そのものを鍛えるトレーニングを紹介します。

トレーニングの紹介に入る前に、まず音声障害を改善していくうえでやめていただきたい9つの傾向、生活習慣からご紹介しましょう。これらに気をつけることで、のどの状態がよくなり、トレーニングの効果もより高くなります。

①タバコを吸う

タバコを吸うとタールが蓄積され、あとあとまで健康に影響します。「1日に吸うタバコの本数×喫煙年数」で求める「ブリンクマン指数」という指標があり、この数が600を超えると喉頭がんのリスクがグンと高まることが知られています。1日あたり40本を20年続けると800になるので、発がんリスクはかなり高いといえます。

第1章でも触れましたが、タバコに含まれるタール、そして煙を吸い込むときの温度はのどに悪影響を及ぼします。タバコの煙の熱で、のどは低温やけどの状態になってしまいます。

最近人気の電子タバコにはタールが入っていないので、「体にダメージを与えない安心できるもの」という印象を抱いている人も多いでしょう。

しかし、「熱がのどを通る」のは同じなので、のどへのダメージは紙タバコと変わりがありません。この点で、電子タバコも声のトラブルの原因になるので、やめておくに越したことはありません。

喫煙習慣は、思い切って断ち切ってしまいましょう。

②過度な飲酒

お酒は飲みすぎないことが、のどを健康に保つうえでの絶対的な条件です。

飲むときも、ロックなど原液に近い状態で飲むのはおすすめできません。

高濃度のアルコールには、タンパク質を変性させ、硬くする作用があります。人間の体の内部はタンパク質でできているので、原液に近い状態のお酒がのどに入ってくると、のどはどんどん乾燥して硬くなります。

もちろん、声帯にもいいことはありません。酔うと胃酸の逆流が多くなり、声帯にダメージを与えるからです。

お酒を飲むのであれば、**水やお湯で割って飲んだり、お酒と一緒にたくさんの水を飲んだりして、血中のアルコール濃度を薄める**ようにしましょう。

飲みすぎたと思ったときは、水分をしっかりとるようにしてください。

③咳払いをするクセ

咳払いもやめたいクセの1つです。

咳払いをするとき、左右の声帯が激しくぶつかり合います。頻繁になると、声帯のぶつかり合った部分が剥げてきて接触性潰瘍の状態になります。

潰瘍がひどくなるとどんどん腫れてきて、喉頭肉芽腫というかさぶたのようなものが形成され、声帯がきちんと閉じなくなるため声が出しにくくなっていくことがあります。

咳払いをしそうになったら、**少し水を飲んだり飴《あめ》をなめたりする習慣をつける**といいでしょう。

高血圧の治療によく使われる「イミダプリル塩酸塩」という薬の副作用として、咳払いがあります。高血圧の方で咳払いの副作用が出ている人は、できるだけ咳払いをしないように気をつけてください。

④早口でしゃべる

のどの健康を保つためには、早口でしゃべるのもやめたほうが賢明です。

早口でまくし立てるようにしゃべっているとき、のどが緊張している可能性が高いからです。

早口でしゃべっている人は、ゆったりとしゃべる人に比べて交感神経が優位になる頻度が高くなります。交感神経が優位になると、イライラし、のども緊張状態になります。

のどの緊張状態が長く続くと、過緊張性発声障害を引き起こす要因になります。

のどのためには、のどに力を入れず、ゆったり低い声でしゃべるのがいいでしょう。

⑤体の血のめぐりが悪い

寝起きは声がかすれるという人がいますが、その理由の1つに、横になって寝ることによって血液循環が悪くなり、声帯がむくむことがあります。

立っているときは足がポンプの代わりをして、血液を上半身のほうに戻してくれるのですが、寝ているときはそのポンプ作用が働かなくなるため、声帯がむくんでしまうのです。

対策としては、上半身を少し上げて寝るようにすると、寝起きの声がれを解消することができる場合があります。血液の循環がよくなりますし、胃酸の逆流を予防することもできます。

インターネットショップで上半身を上げて寝ることのできるクッションが売っています。ご興味がありましたら「三角クッション」という検索ワードで調べてみてください。横になるとのどが詰まった感じがして眠りづらい人にもおすすめです。

⑥甘いものや脂肪分の多い食べものを食べすぎる

甘いものや脂肪分の多い食べものの食べすぎも、のどにはよくありません。胃酸によってのどに炎症が起こるからです。

チョコレートを丸ごと一枚食べたりしたときに、胸が苦しくなるのを感じたことはありませんか？　それは甘いものが胃酸の逆流を引き起こしているのです。

生クリームのデコレーションケーキなど脂肪分の多い甘いものは、消化に時間がかかる分、体に大きな負担をかけます。

また、炭酸の飲みすぎも、のどにはよくありません。炭酸は胃が膨れて、飲むとゲップが出ます。このゲップの中に胃酸が含まれているともいわれています。

どうしても甘いものが食べたい場合は、脂肪分の少ない和菓子を食べるようにするといいでしょう。

⑦しゃべりすぎる

しゃべりすぎるのも、のどに負担をかける1つの要因になります。

人前で長時間話したり、友達と会って話し込んだりしたあと、のどがヒリヒリと痛んだ経験がありませんか？　その主な原因は乾燥です。

そんなときはタオルをお湯に濡らして軽くしぼった温かい**「濡れタオル」**を口を開けて当て、深呼吸をするといいでしょう。もし、後ほど紹介する吸入器（184ページ）が家にあるようならば、それを活用しましょう。

⑧口呼吸をしている

寝起きに口やのどがカラカラになっていることはありませんか？

これは睡眠時に口やのどがカラカラになるのは、「口呼吸」になっているからです。

ただでさえ睡眠中は水分補給ができず、体から水分が蒸発する一方になっています。さらに口を開けて寝るクセがあると、たちまちのどが乾燥して傷めます。

睡眠時の口呼吸の最も手軽な対策は、マスクをしたまま寝ることです。しかし新型コロナウイルス感染症が流行して以来、日中もマスクが欠かせない日々が続いているため、「寝るときくらい外したい」という方も多いでしょう。

そのような場合は、粘着力のあまり強くない**傷用の絆創膏を口に貼って寝る**ことをおすすめします。このとき、テープは唇の真ん中に縦に1本だけ貼るようにしてください。

なお、睡眠中に口が開いてしまう人は、起きているときも口呼吸になっているので、意識的に鼻呼吸に変えていく必要があります。

口を閉じ、鼻から息を吸って鼻から吐く鼻呼吸を意識して行い、身につけるようにしましょう。

⑨頻繁に裏声を使う

声帯に負担をかけるのは大きな声を出すことだけではありません。歌を歌うときなどに、裏声を使い続けるのも声帯には負担になります。

裏声を出すとき、声帯は少しすき間があいた状態で振動することになります。すると、たくさんの空気が必要になり、声帯が空気にさらされる時間が増えます。その結果、声帯が乾燥しやすくなってしまうのです。

声帯は粘膜です。粘膜はたっぷりと水分を含んでうるおっているのが健康な状態であり、乾燥は大敵です。

これらの9つの習慣は、音声障害を治すうえでは、日ごろから気をつけていただきたいものばかりです。声の出し方と同じように、自分の生活習慣やクセを知り1つひとつ改善していくことが、音声障害の改善につながります。

のどにうるおいを与えて不調を防ぐ「つや声ドリンク」

のどの内部は粘膜なので、水分をたっぷり含んでいるのが望ましい状態です。のどのうるおいを保つには、水を飲むことが大切です。

朝の起きたときは特に必要です。人の体からは常に水分が蒸発しています。寝ている間は水を飲むことができないため、水分は失われる一方になります。その量は一晩あたり成人で500ミリリットルといわれています。つまり、朝はペットボトル1本分の水分が足りない状態なのです。

この不足した水分を補っておかないと、声帯が乾燥して声を出しにくいだけでなく、血液の濃度が高くなってドロドロした状態になり、脳や心臓などにある重要な血管を詰まらせる脳梗塞や心筋梗塞を引き起こす原因になりかねません。

朝起きたときは、コップ1杯の水を飲むよう心がけてください。

寝起きの体にはあまり冷たい水ではなく、少しぬるいくらいのほうがいいでしょう。

「つや声ドリンク」のつくり方

のどのうるおいを保つために、1日あたり1・5リットルの水を飲むといいとされていますが、この量を飲むのはいささか大変です。そのため、のどが渇いたときに、少しずつ飲むようにするといいでしょう。

また、水を飲むのもいいのですが、私がおすすめしているのは、「つや声ドリンク」です。つや声ドリンクは、のどを保湿する効果があります。

つくり方は、**水1リットル**に、**砂糖20グラム**、**塩1・5グラム**を加えて混ぜればできあがりです。

水分補給としてコーヒーや紅茶などを飲む人がいるのですが、コーヒーや紅茶は利尿作用があるので、飲みすぎると逆にのどが渇いてしまいます。過剰に飲むのは要注意です。

なお、腎機能が低下している人が大量の水分をとると、腎臓に負担がかかるのでおすすめできません。必ず主治医に飲む量を確認するようにしてください。

「吸入器」を使ってのどの不調を解消

音声障害の治療としてだけでなく、ご自宅でできるのどのケアとして**吸入器**を取り入れることをおすすめしています。

吸入器は第2章でもお伝えした通り、薬液や水を細かい霧状にし、呼吸と一緒に鼻やのどの奥へ送り込む器械です。

医療品扱いのものと家電扱いのものがあり、医療品扱いのものだと確定申告の際に医療費控除の対象になります。

医療品扱いのものは、オンラインショップなどで1万2000〜1万3000円くらいで購入することができます。

大手家電メーカーが出している家電扱いのものは5000円くらいで購入することができます（ただし、医療費控除の対象にはなりません）。

おすすめしているのは、『通販生活ののどミスト』（販売元：株式会社カタログハウス）、『超音波温熱吸入器UN-U135（ホットシャワー5）』（株式会社エー・アンド・デイ）です（どちらも薬剤は使用できない機器になります）。

ぜひ、一度試してみてください。

使い方と吸入液のつくり方

吸入器を使うときは、吸入液を機械の所定の場所に入れてスイッチを押し、霧状になったものを吸入します。

吸入する薬を処方されている場合は、その薬を医師の指示にしたがって使ってください。処方されている薬がない場合は、食塩を溶かした水を使います。霧状になった食塩水を吸い込むことにより、のどのむくみが軽減し、声帯がスリムになって、ガラガラした声が改善します。

食塩水は、濃度０・５パーセント程度でつくります。１回あたりに吸入する量は５ミリリットル（小さじ１杯）程度でいいのですが、小さじ１杯の水に対して０・５パーセントの食塩水を作るのは量が少なすぎて難しいので、２５０ミリリットルの水に対して小さじ１杯の塩を入れてつくっていただくといいでしょう。冷蔵庫で保管すれば２週間くらいはもちます。

なお、５ミリリットルの食塩水を吸入するのにかかる時間は30秒程度です。もし「たった30秒じゃものたりない」というのであれば、20ミリリットルくらい入れて、時間をかけて吸入していただいてもかまいません。

お風呂あがりのルーティンにするなど、うまく日常生活に取り入れて長く続けるようにしてください。

吸入液のつくり方

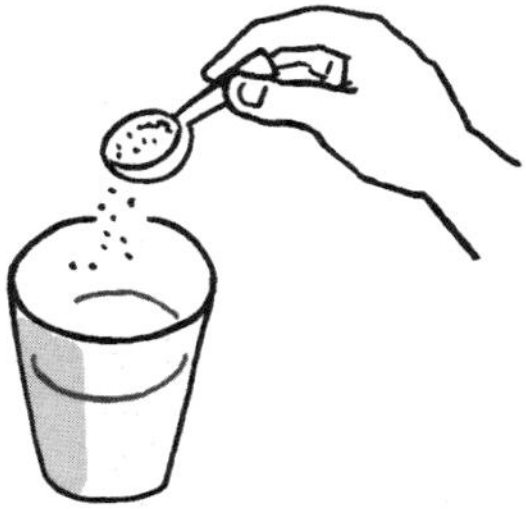

・薬液がない場合は、250 mlの水に対して、小さじ1杯の塩を入れた吸入液をつくり、吸入する

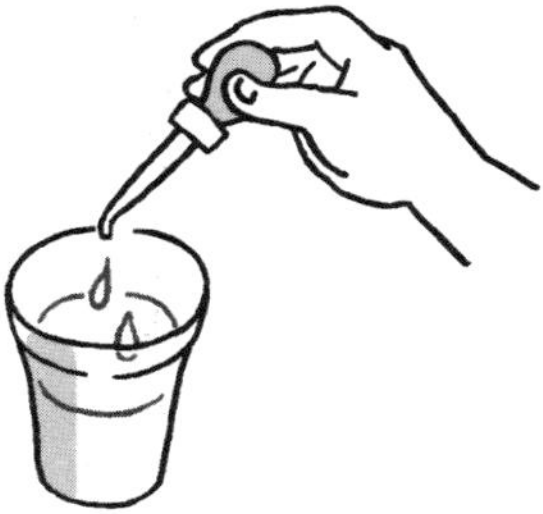

・薬液を使用する場合は、処方された薬液を吸入ボトルの中に入れる

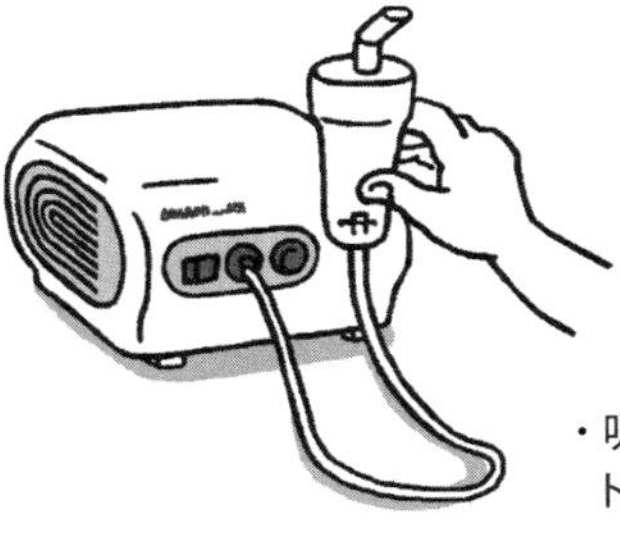

・吸入液ができたら、機械にセットして吸入を始める

音声障害を改善する基本のトレーニング

水分補給、吸入器によるケアとあわせて行っていただきたいのが、のどのトレーニングです。

トレーニングをすることで音声障害の予防・改善になるだけでなく、のどの筋肉である「声筋」を鍛えることができるため、声のアンチエイジングにもなります。

今からご紹介する3つのトレーニングのうち「の⤴の⤵発声法」と「チューブ発声法」の2つは、音声障害の人に必ずやっていただきたいトレーニングです。

あとからご紹介するスペシャル・トレーニングの準備運動のつもりで行ってください。

・の⤴の⤵発声法

のどの筋肉である「声筋」全体のバランスを鍛えることができます。道具を使わずに、気軽にできるトレーニングです。

①口を小さくすぼめて、「のー⤴」と自身が出せる声の最低音から最高音まで、鼻にぬけるように発声します。このとき、途中で音が途切れないようにします。
②次も同じように、最高音から最低音まで、「のー⤵」と発声します。
③①と②、それぞれ10回を1セットとして、1日2～3セット行います。トレーニングとトレーニングの間は2～3時間あけるようにしましょう。

・ハミング法

口を閉じた状態で鼻に響かせるように、「んー」と発声したり、好きなメロディをハミングしましょう。こうすることでのどの圧が高まり、のどが広がります。

声を出す前のウォームアップとしてやっていただくといいでしょう。歌声が出にくくなったとき、ハミング法を使うと声が出やすくなります。

・チューブ発声法

声の響きをよくすることができるトレーニングです。口の中を膨らませて、圧を高めるのがコツです。のどから絞り出すようにして声を出している人に効果があります。

①ストローを口にくわえ、「うー」と5秒以上声を出し続けます。

②①がしっかりできるようになったら、ストローを口にくわえ、「の⤴の⤵発声法」と同じように「うー⤴」「うー⤵」と、最低音から最高音へ鼻に抜けるように声を出します。続いて、ご自身が出せる声の最高音から最低音まで発声します。

の⤴の⤵発声法

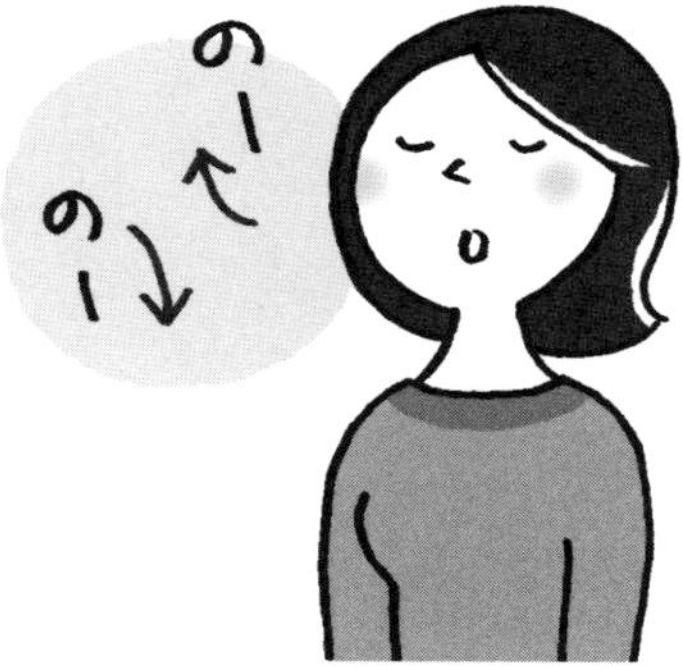

のどの筋肉のバランスが整う

チューブ発声法

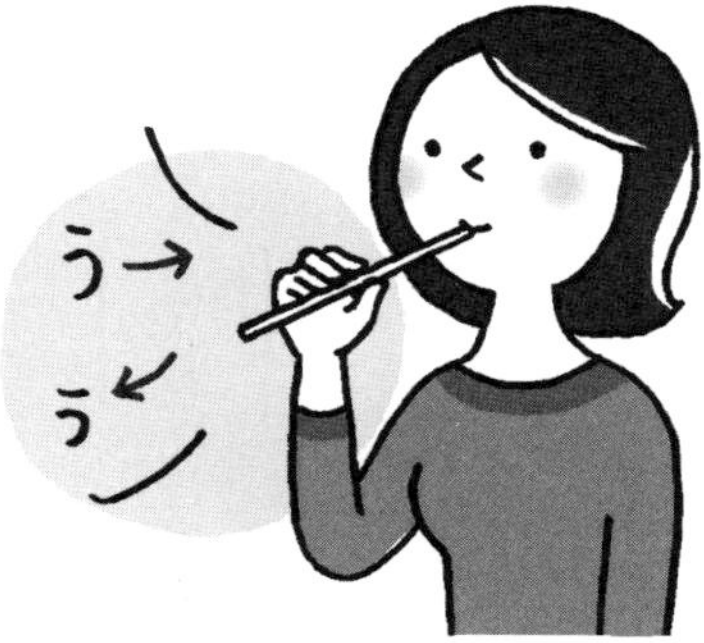

声の響きがよくなる

うまくできないときは、まず①ができるようになることを目指しましょう。①がしっかりできるようになったら、②をそれぞれ1日50回、2週間やるようにしましょう。

さらに効果を求めるのであれば、水の入ったペットボトルの中に口にくわえたストローを入れ、その状態で「うー」と発声したり、「の⤴の⤵発声法」で音階を上げ下げしながら声を出します。続けることで、のどが開き、発声しやすくなります。

「の⤴の⤵発声法」「ハミング法」「チューブ発声法」の3つが、音声障害を改善していく基本のトレーニングになります。

「声筋」の力をアップさせて不調を防ぐスペシャル・トレーニング

これからご紹介するトレーニングは、先ほどの3つの基本トレーニングに加えて行うスペシャル・トレーニングです。音声治療の現場で使われているエビデンスに基づいた方法です。

声帯に長年の疲れがたまったり、更年期による変化が加わったりすると、のどの筋肉である「声筋」が衰えます。

しかし、衰えた「声筋」は、努力次第で何歳からでも復活させることができます。ぜひ、声に変化を感じていたら、このトレーニングを始めてみてください。

・イエィ！プッシング法

声帯の痩せ、萎縮の症状がある人に適したトレーニングです。のどをぐっと締めて、声帯の〝力こぶ〟をつくるトレーニングです。入浴時などののどが十分にうるおっているときに、トレーニングすることをおすすめします。

①次ページのイラストのように、体の前で左右の手のひらを胸の前で押し合わせながら「A（エィー）」と発声します。

②同じように、左右の手のひらを胸の前で押し合わせながら「B（ビィー）」と発声します。

③同様に「C（シィー）」と発声します。

④「A（エィー）・B（ビィー）・C（シィー）」と連続して発声します。①〜③を1セットとして、10セットで1日3回行うといいでしょう。

イエィ！ プッシング法

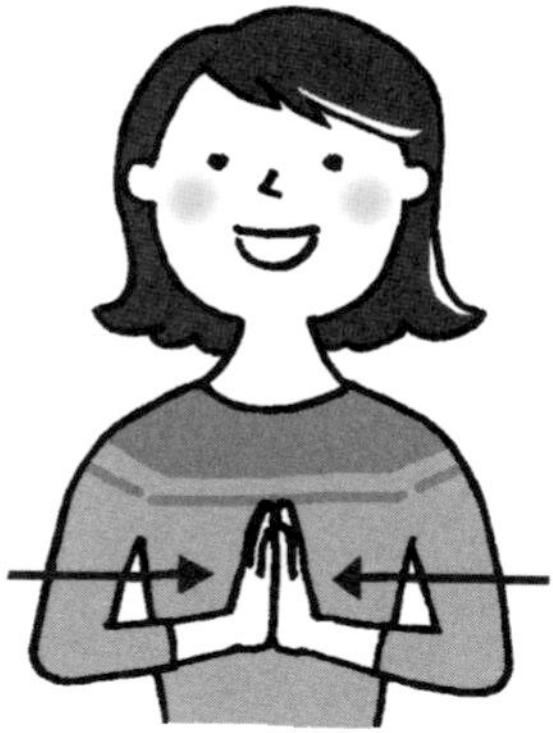

声帯の瞬発力が鍛えられる

ニャーオ法

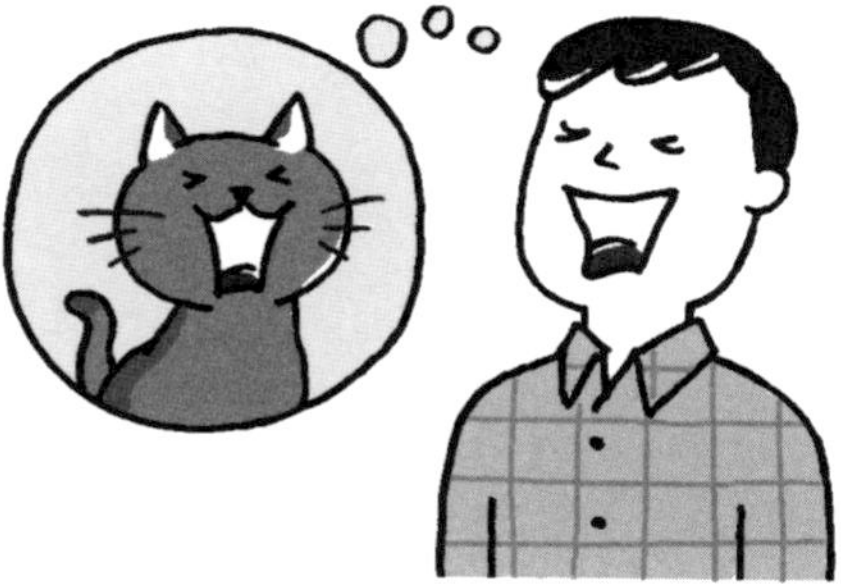

のどの筋肉の緊張がほぐれる

このトレーニングは「声筋」の緊張を高めるので、短時間で行うようにしてください。高血圧や心臓病の方は主治医に相談してから行うようにしてください。

・ニャーオ法

あくびをするように発声することで、のどの筋肉の緊張をときほぐすトレーニングです。首回りが緊張しているときにも有効です。

195ページのイラストのように猫になったつもりで大きく口を上下に開け、あくびをするように、ゆっくり口を開けて「ニャーオ」と発声しましょう。「ニャーオ」1回を1セットとして、5セットぐらいを1日3回行うといいでしょう。

・チューイング法

チューイング法は、のどの意識を違うところに持っていき、のどの力を抜くトレーニングです。のどが緊張している人、過緊張性発声障害の人におすすめです。

やり方としては、ガムを噛みながらしゃべったり、ピンポン玉を咥えてしゃべったりします。1回5～10分ほど行います。

・つや声ストレッチ

声帯をみずみずしくしなやかな状態にしておくためのストレッチです。

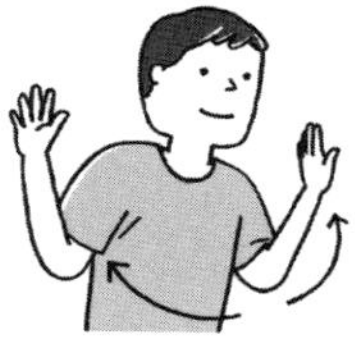

①胸のストレッチ

胸の前で手を合わせたあと、5～10秒かけて、両方の手のひらを胸の前から正面、後ろへと動かし、徐々に胸を広げていきます。1日10回ほど行います。

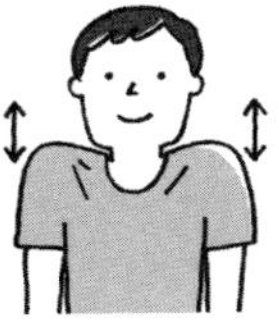

②上半身のストレッチ

両肩を耳につくぐらいまで上げたあと、肩の力を一気に抜いてストンと下に下ろします。

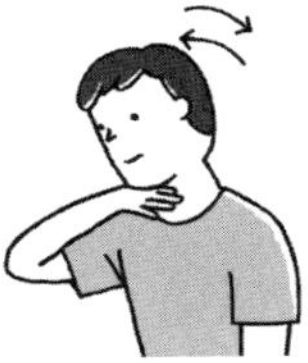

③首のストレッチA

左右どちらかの手の人さし指、中指、薬指の３つの指をくっつけて、あごの下に置きます。あごを引いて首を前に倒し、３つの指であごを下から押し上げます。その後、３つの指の上であごを左右に動かします。

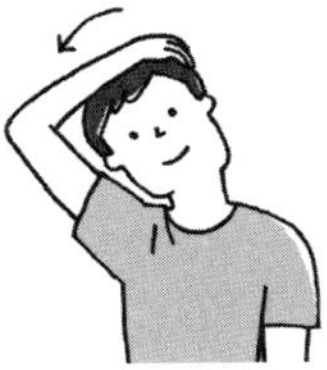

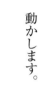

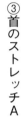

④首のストレッチB

右手を頭の上に置き、右手の側に頭を倒して、反対側の首の筋肉を伸ばします。手を替えて、反対側の首の筋肉も伸ばします。

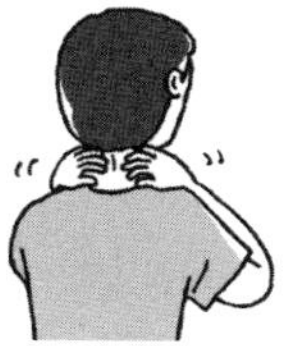

⑤首のストレッチC

両手で首の後ろをつかみ、首のつけ根から肩にかけての筋肉をもみほぐします。

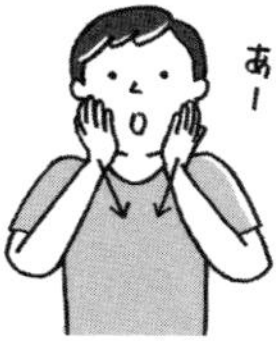

⑥あごのストレッチA

手のひらを頬骨に押し当て、下あごに向かってゆっくりと下げていきます。このとき、ため息をつくように「あー」と発声します。あごの力を抜き、自然と口が開くようにして行うのがポイントです。

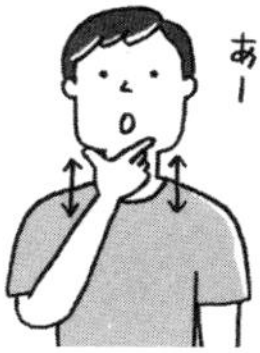

⑦あごのストレッチB

片方の手の親指と人さし指でV字をつくり、下あごに当てます。そのあと、V字にした手を上下に動かし、下あごを動かします。このとき、あごの力を抜き、ため息をつくように「あー」と発声します。

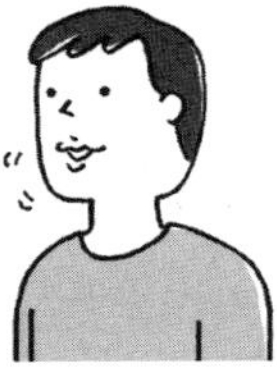

⑧唇のストレッチ

唇を軽く閉じ、少し突き出します。突き出した唇の形のまま空気を吐き出し、できるだけ速く唇を振動させます。これが難しい方は、「ぱぱぱぱ」と「ぱ」の音を連続で出します。

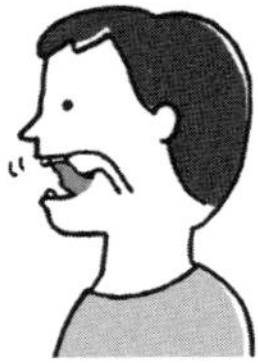

⑨舌のストレッチA

上側の前歯の後ろに軽く舌先をつけてから、舌を巻き「r」の音を5～10秒ほど出します。難しい方は、上側の前歯の後ろに軽く舌先をつけたまま、「ら」の音を5～10秒ほど出します。

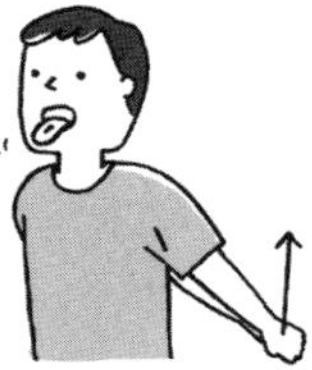

⑩舌のストレッチB

イラストのように後ろで手を組み、腕をできるだけ上げます。このとき、口を開けて舌を出したり、引っ込めたりを繰り返します。

舌を出すときは、ため息をつくように「あー」と発声します。

⑪舌のストレッチC

片方の手で拳をつくり、あごの下に当てます。ため息をつくように、「あー」と発声しながら、5秒間拳で下あごを押し上げます。

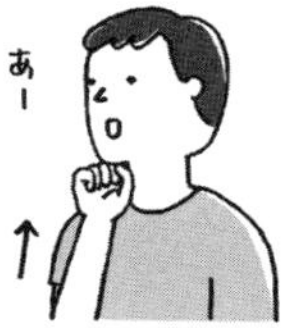

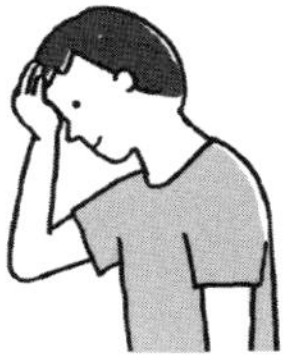

⑫おでこ体操

おでこに手（下半分）を当てます。頭はへそを見るように下方向を向き、手は頭を押し戻すように力を入れます。押し合う力でのどの筋肉「喉頭挙上筋群」が鍛えられます。

・つや声マッサージ

のど仏の骨を軽くつまむマッサージです。２０３ページの図のように行います。

のどをほぐす効果があります。

簡単な動作ですが、のどの筋肉が硬い人はまったく動きません。ほぐしていくと、のどの力が抜けていきます。これだけで声がよくなる人がいるマッサージです。

息が苦しくならない程度に、軽くマッサージするようにしてください。

＊＊＊

声のトレーニングは長く続けることが大切です。

ぜひ、紹介したトレーニングやマッサージを生活に取り入れてみてください。

もちろん、やりやすいものだけやっていただいてもかまいません。負担に感じない範囲で、楽しみながら続けましょう。

つや声マッサージ

指の腹を使い、のど仏あたりを左右に動かしたり、円を描くようにマッサージする。

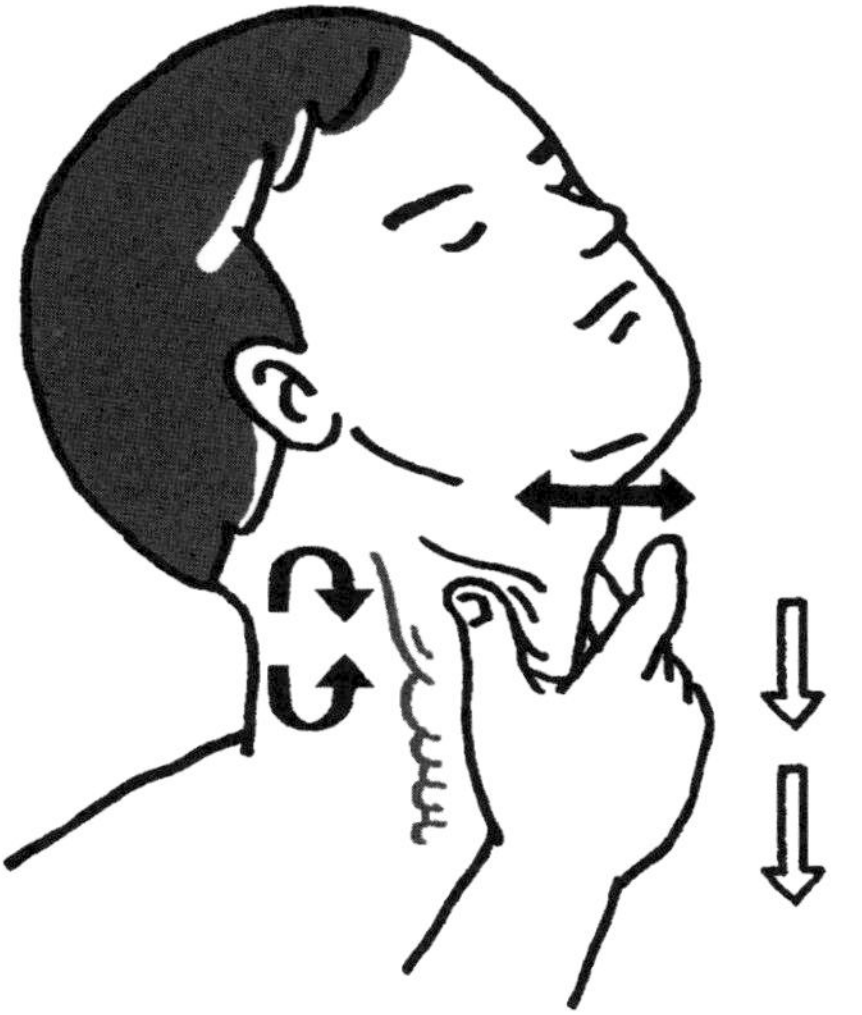

おわりに

この本を最後までお読みいただき、心より感謝申し上げます。

本書が声で困っている読者の一助になれば、これ以上の喜びはありません。声の専門医として、「声でお困りの方への最良の治療」として現在考えていることを素直に執筆したのが本書です。

声が出ない（出にくい）という症状は、直接生命にかかわらないことが多いため、患者さんも治療を後回しにしてしまいがちです。

さらに医学の世界でも、医学部教育から診療現場まで、音声障害の治療はマイナーな存在です。

しかしながら、コミュニケーションにおいて声が上手に出なくなることは、メールに喩えると、文字入力をしても文字変換がきちんとできなくなるくらい不自由なことです。

文字の誤変換により「励まし合い」が「禿増しあい」となるなら笑えますが、適切なコミュニケーションはとれません。良い声を保つことは社会生活では不可欠なのです。

そして、その治療を得意とする我々専門医がいることを知っていただければと思います。

声の悩みを解消し、今よりもっといい声でもっといい人生を歩みましょう。

Better Voice, Better Life

渡邊雄介

音声障害治療医療機関一覧

以下のウェブサイトに、音声障害の治療を受けることができる病院を掲載しています。

https://note.com/senmoni_koe/n/n59155c67916b

QR コードはこちら

著者紹介

渡邊雄介（わたなべ・ゆうすけ）

山王病院 国際医療福祉大学東京ボイスセンター長、国際医療福祉大学医学部教授、山形大学医学部臨床教授、東京大学医科学研究所附属病院非常勤講師。専門は音声言語医学、音声外科、音声治療、GERD、歌手の音声障害。耳鼻咽喉科の中でも特に音声を専門とする。センター長をつとめる山王病院東京ボイスセンターの患者数は外来数・リハビリ数・手術数いずれも日本で随一であり、一般の方からプロフェッショナルまで幅広い支持を得ている。
これまで『ガッテン！』（NHK）、『世界一受けたい授業』（日本テレビ）、『健康カプセル！ゲンキの時間』（TBS系列）など、テレビ出演多数。わかりやすく丁寧な解説と、患者の悩みに応える実践的なエクササイズの紹介が好評を博している。著書に『フケ声がいやなら「声筋」を鍛えなさい』（晶文社）、『声の専門医だから知っている こけない 老けない よろめかない 声筋のすごい力』（ワニブックス）がある。

専門医《せんもんい》が教《おし》える
声《こえ》が出《で》にくくなったら読《よ》む本《ほん》

〈検印省略〉

2021年 1月 30日 第 1 刷発行

著 者——渡邊 雄介（わたなべ・ゆうすけ）
発行者——佐藤 和夫

発行所——株式会社あさ出版

〒171-0022 東京都豊島区南池袋 2-9-9 第一池袋ホワイトビル 6F
電 話 03 (3983) 3225 (販売)
03 (3983) 3227 (編集)
FAX 03 (3983) 3226
URL http://www.asa21.com/
E-mail info@asa21.com
振 替 00160-1-720619

印刷・製本 神谷印刷（株）

facebook http://www.facebook.com/asapublishing
twitter http://twitter.com/asapublishing

ISBN978-4-86667-245-8 C2077